与"糖"同行

——中西医结合防治糖尿病

主　编　苗桂珍　崔赵丽

副主编　李春桂　朱学敏

编　委（按姓氏汉语拼音排序）

班　颖	曹柏龙	陈子泮	崔赵丽	杜启明
黄　妍	金　健	金　潼	李春桂	李晓婷
卢　珊	马　彤	苗桂珍	缪　娟	彭　慧
石春燕	宋　迪	孙威帅	汤　娜	王　鹊
王立强	王晓楠	王志楠	杨　杰	杨荔芳
杨玉婷	于婉君	周静鑫	朱学敏	

人民卫生出版社

图书在版编目（CIP）数据

与"糖"同行:中西医结合防治糖尿病/苗桂珍,崔赵丽主编.—北京:人民卫生出版社,2017

ISBN 978-7-117-23772-7

Ⅰ.①与… Ⅱ.①苗…②崔… Ⅲ.①糖尿病-中西医结合-防治 Ⅳ.①R587.1

中国版本图书馆 CIP 数据核字(2017)第 027330 号

| 人卫智网 | www.ipmph.com | 医学教育、学术、考试、健康,购书智慧智能综合服务平台 |
| 人卫官网 | www.pmph.com | 人卫官方资讯发布平台 |

与"糖"同行

——中西医结合防治糖尿病

主　　编:苗桂珍　崔赵丽
出版发行:人民卫生出版社 (中继线 010-59780011)
地　　址:北京市朝阳区潘家园南里 19 号
邮　　编:100021
E - mail:pmph @ pmph.com
购书热线:010-59787592　010-59787584　010-65264830
印　　刷:三河市潮河印业有限公司
经　　销:新华书店
开　　本:850×1168　1/32　印张:9.5
字　　数:182 千字
版　　次:2017 年 3 月第 1 版　2017 年 3 月第 1 版第 1 次印刷
标准书号:ISBN 978-7-117-23772-7/R·23773
定　　价:28.00 元

打击盗版举报电话:010-59787491　E-mail:WQ @ pmph.com
(凡属印装质量问题请与本社市场营销中心联系退换)

前　言

　　糖尿病作为一种常见的慢性代谢性疾病，已经成为快速增长的世界范围的流行性疾病。特别是在我国，仅 30 年来，糖尿病患病率显著增加。2010 年国家疾病控制中心和内分泌学会的调查显示，18 岁以上人群糖尿病的患病率达到 11.6%。糖尿病病程长，预后差，如果血糖控制不佳，致残率及病死率高于许多疾病。例如，糖尿病患者的肾衰竭发生率比非糖尿病患者高 17 倍，致盲率高 25 倍。

　　东直门医院东区内分泌科成立于 2003 年，多年来，致力于糖尿病及其并发症的中西医诊治及特色治疗，取得了不菲的成绩，在京东地区，具有一定的影响力和知名度。为了更好地服务糖尿病患者，使更多的患者得到规范的糖尿病及其并发症中西医治疗，内分泌科群策群力，编写了《与"糖"同行——中西医结合防治糖尿病》一书。

　　本书分为三个部分。第一部分阐述了糖尿病的基础知识、基本药物治疗、中医辨证论治、血糖监测、心理与运动等；第二部分针对糖尿病的各种急慢性并发症，分别讲述了发病机制、诊断、中西医综合治疗等；第三部分突出临床护理技术及中医适宜技术操作。本书突出通俗易懂、方法简便、实用性强的特点，主要用于基层医务工作者、住院医师快速掌握糖尿病相关的诊治技术，以及患者对糖尿病的自我管理与监测。

　　由于时间仓促和水平所限，本书内容难免有不当之处，敬请广大读者提出宝贵意见和建议。

东直门医院东区内分泌科

2017 年 1 月

目　录 ■ ■ ■ ■ ■

第一部分　中西医防治糖尿病 ······················· 1
第一节　糖尿病的基础知识 ······················· 1
第二节　糖尿病膳食和运动疗法 ············· 17
第三节　糖尿病口服药物治疗 ···················· 24
第四节　糖尿病的胰岛素治疗 ···················· 34
第五节　糖尿病中医辨证论治 ···················· 48
第六节　糖尿病健康教育 ························· 60
第七节　糖尿病的控制和监测 ···················· 70
第八节　传统养生气功八段锦介绍 ············· 81
第二部分　糖尿病并发症的中西医治疗 ············· 93
第一节　糖尿病性周围神经病变的中西医治疗 ······ 93
第二节　糖尿病性胃轻瘫的中西医治疗 ············ 110
第三节　糖尿病肾病的中西医治疗 ··············· 122
第四节　糖尿病性视网膜病变的中西医治疗 ········· 143
第五节　糖尿病性心血管疾病的中西医治疗 ········· 160
第六节　糖尿病性脑血管疾病的中西医治疗 ········· 177
第七节　糖尿病足的中西医治疗 ················· 191
第八节　糖尿病抑郁症的中西医治疗 ············· 203

第九节　糖尿病性低血糖的治疗 ················ 211

第十节　糖尿病其他急性并发症 ················ 215

第三部分　中医特色护理 ················ 224

第一节　糖尿病性周围神经病变的中医护理 ········ 224

第二节　糖尿病性胃轻瘫的中医护理 ············ 229

第三节　糖尿病肾病的中医护理 ··············· 236

第四节　糖尿病性视网膜病变的中医护理 ········· 242

第五节　糖尿病性心血管疾病的中医护理 ········· 248

第六节　糖尿病性脑血管疾病的中医护理 ········· 252

第七节　糖尿病足的中医护理 ················· 257

第八节　糖尿病抑郁症的中医护理 ············· 263

第九节　糖尿病合并高脂血症的中医护理 ········· 266

第十节　糖尿病合并高血压的中医护理 ·········· 270

第十一节　糖尿病合并淋证（泌尿系感染）的
　　　　　中医护理 ······················ 274

第十二节　糖尿病合并牙周炎的中西医护理 ······· 279

第十三节　糖尿病患者便秘的中医护理 ·········· 282

第十四节　糖尿病患者失眠的中医护理 ·········· 286

第十五节　糖尿病并发高血糖高渗状态和酮症酸
　　　　　中毒的护理 ···················· 289

附录　口服葡萄糖耐量试验（OGTT）方法 ········ 294

第一部分

中西医防治糖尿病

第一节　糖尿病的基础知识

一、概述

（一）糖尿病史略[1]

糖尿病是一种常见的代谢性疾病，也是一个古老的疾病，其详细情况曾为我国医者所先知，它的记载可见于各朝代。关于糖尿病的记载，最先见于文明古国中国、印度、埃及、希腊等国家，约有一千余年至数千年的历史。在古代文献中，以中国古代对于糖尿病知识的记载最为丰富。糖尿病在中医学中称消渴病（也称为消瘅、渴病、肺消、消瘅）。《说文解字·病疏下》解释说：消，欲饮也。《古代疾病明候疏义》解释说：消瘅：瘅，渴也……津液消渴，故欲得水也。远在公元前一千多年的《黄帝内经》中就有消渴病的记载，且称之为消瘅，对消渴病的病因、病理、临床表现、治疗方法及预后等都分别作了论述。在病因方面，认为"情志失调、过食肥甘"等因素与消渴病的发生有密切的关系。胃肠热结、耗伤津液是消渴病主要的发病机理。在治疗上提出消渴病患者要控制饮食，并根据脉象判断病情的预后。以后，经汉、隋、唐，直至宋、元、明、清，历代重要医书著作，无不有消渴病的记载。隋代巢元方对本病的病因、病理亦有补充，认为消渴病的发病"由少服五石诸丸散，积经年岁"，使下焦虚热、肾燥阴亏所致，并提出运动治疗的概念。甄立言最先记载了尿甜现象，在《古今录验方》中给消渴病下了以下定义："渴而饮水多，小便数……甜者，皆是消渴病也。"唐代孙思邈在病机及证候方面亦有较多补充，并把饮食疗法放在治疗的首位。这些认识到现在来说仍有一定的意义。

印度关于糖尿病的记载见于其梵文古医书 *THE SUSRUTA SAMHITA*（约公元前 500—公元 400），其英译本的第 13 章中开始即写明："现在让我们讨论 Diabetes（梵文音为 Madhu-Meha，梵文有蜜尿的意思）的治疗。"

在西方国家，罗马帝国时的 Are-Laeus（公元前 30—公元 50）最先将此病命名为"Diabetes"。1674 年，英国人 Thomas Wiuis（1621—1675）发现尿甜的现象。William Cullen（1709—1790）在 Diabetes 后加了一个词"Mellitus"（甜的），从此，此病被命名为"Diabetes Mellitus"（糖尿病）。

（二）糖尿病的流行趋势

糖尿病已经成为快速增长的世界范围的流行性疾

病，据世界卫生组织（WHO）估计，在 1985 年时，全球糖尿病患者为 3 千万，预测到 2025 年这一数字将攀升至 3 亿 3 千 3 百万。

近 30 年，我国糖尿病患病率显著增加。在我国患病人群中，以 2 型糖尿病为主、约 90% 以上，1 型糖尿病约 5%，其他类型糖尿病仅占 0.7%，城市妊娠糖尿病的患病率接近 5%。经济发达程度与糖尿病患病率相关：1994 年的调查中，高收入组的糖尿病患病率是低收入组的 2~3 倍。最新研究发现，发达地区的糖尿病患病率仍明显高于不发达地区，城市仍高于农村。我国未诊断的糖尿病比例高于发达国家，男性、低教育水平患病风险更高。2007—2008 年全国调查 20 岁以上成人糖尿病患者中，新诊断的糖尿病患者占总数的 60%，尽管低于过去的调查，但远高于发达国家（美国约48%）；在调整其他危险因素后，男性患病风险比女性增加 26%，而文化程度在大学以下的人群发病风险增加 57%。国内缺乏儿童糖尿病的流行病学资料，从临床工作中发现，近年来 20 岁以下的人群中 2 型糖尿病患病率显著增加。2010 年国家疾病控制中心和内分泌学会调查了 18 岁以上人群糖尿病的患病情况，糖尿病的患病率达到 11.6%。再次证实我国可能成为世界上糖尿病患病人数最多的国家，体现了普及糖尿病预防知识，宣传健康生活方式的迫切性。

糖尿病对健康的影响越来越大，严重威胁着人的生命。其病死率仅次于心脑血管疾病、癌症，居于第 4

位。因此，糖尿病的防治工作引起了国内外专家的高度关注。国际糖尿病协会和世界卫生组织共同确定每年的 11 月 14 日为"世界糖尿病日"，该日在全世界对糖尿病的防治进行广泛的宣教工作，旨在普及健康人群及糖尿病患者对糖尿病的防治知识，提高人们的健康水平。

表 1-1 是自 20 世纪 80 年代以来，我国几次大型全国成人糖尿病流行病的调查结果：

表 1-1　我国 5 次全国性糖尿病流行病学调查结果[2]

调查年份（诊断标准）	糖尿病患病率（%）	糖耐量受损患病率（%）
1980（兰州标准）[a]	0.67	—
1986（WHO 1985）	1.04	0.68
1994（WHO[b] 1985）	2.28	2.12
2002（WHO 1999）	城市 4.5农村 1.8	1.6
2007 至 2008（WHO 1999）	9.7	15.5

注：a. 兰州诊断标准为空腹血糖 ≥130mg/dl 或（和）餐后 2 小时血糖 ≥200mg/dl 或（和）OGTT 曲线上 3 点超过诊断标准（空腹 125mg/dl，30 分钟 190mg/dl，60 分钟 180mg/dl，120 分钟 140mg/dl，180 分钟 125mg/dl；血糖测定为邻甲苯胺法；葡萄糖为 100g；1mmol/l = 18mg/dl）

b. WHO：世界卫生组织

OGTT：口服葡萄糖耐量试验

二、糖尿病的易感因素

糖尿病是内科常见病，以持续高血糖为基本生化特征，是由不同原因引起的体内胰岛素缺乏或胰岛素效应降低，临床以糖代谢紊乱为主的一组代谢性疾病的总称。其病因目前尚无定论。根据历代医书的记载，糖尿病的发生、发展及复发均和很多因素有关。这些因素包括：①遗传因素；②肥胖、年龄因素；③病毒感染及自身免疫因素；④精神心理因素；⑤药物因素；⑥其他一些因素。可以是单一因素，大多数是数种因素的综合。现分述如下：

（一）遗传因素

糖尿病患者有遗传倾向是肯定的。遗传学研究表明，糖尿病的发病率在血统亲属中与非血统亲属中有显著差异，前者较后者高出 5 倍。多年来，人们已经认识到遗传因素对胰岛素抵抗、胰岛素分泌缺陷和糖尿病的发生、发展有一定的作用[3,4]。相关证据包括：临床性状呈家族性聚集分布[3~5]，同卵双生患 2 型糖尿病的一致率高于异卵双生[6~8]，在部分少数人种中 2 型糖尿病患病率高（例如 Pima 印第安人、墨西哥裔美国人）[9,10]。据报道，约 25%～50% 的糖尿病患者有阳性家族史，其中双亲患糖尿病的家族中，子女患糖尿病的概率比较大。

（二）肥胖、年龄因素

随着饮食和生活方式的改变，肥胖者增多，过去

5

10 年里 2 型糖尿病的发病率明显增加。WHO 称糖尿病为"生活方式病"，可见，不良生活方式是导致糖尿病的重要因素。肥胖是目前公认的糖尿病的诱因之一。肥胖者靶细胞膜上的胰岛素受体减少，胰岛素介导的肌肉和脂肪组织摄取葡萄糖的能力降低，同时抑制肝糖输出作用受损，即胰岛素抵抗，而 B 细胞无法通过适当增加胰岛素分泌来代偿这种胰岛素抵抗，因而难以维持人体正常的糖代谢，造成血糖升高，发生糖尿病。另有研究表明，随着年龄增长，体力活动逐渐减少时，人体肌肉与脂肪的比例也在改变。自 25 ~ 75 岁，肌肉组织逐渐减少，由占体重的 47% 减少到 36%，而脂肪组织相对增加，由 20% 增加到 36%，容易发生肥胖；且老年人的葡萄糖诱导的胰岛素释放减少。此系老年人，特别是肥胖多脂肪的老年人中糖尿病发病率明显增多的主要原因之一。

（三）病毒感染及自身免疫因素

已发现与糖尿病的相关病毒有柯萨奇 B4 病毒、脑-心肌炎病毒、腮腺炎病毒、EB 病毒、风疹病毒、巨细胞病毒、肝炎病毒等。病毒感染后严重破坏 B 细胞，并直接或间接导致自身免疫反应，导致糖尿病，多数发展成 1 型糖尿病。目前认为，1 型糖尿病的发病与自身免疫有关，常伴有其他自身免疫性疾病，如 Graves 病、桥本甲状腺炎、Addison 病、原发性性腺功能减退、白癜风、恶性贫血、脱发、垂体炎、乳糜泻、重症肌无力、原发性胆汁性肝硬化等。血液中可以查到多种抗体，如胰岛细胞抗体（ICA）、胰岛素自身抗体（IAA）、谷氨酸脱羧酶抗体（GADA）、酪胺氨酸磷酸酶抗体（IA-2、IA-2β），这些抗体是胰岛 B 细胞自身免疫损伤的标志物，在糖尿病发病前，某些抗体已存在于血清中。

（四）精神心理因素

在糖尿病的发生、发展过程中，精神心理因素所起的重要作用是近数十年来中外学者所公认的。精神的紧张、情绪的激动、心理的压力以及大的创伤事件等，会引起应激激素的大量分泌，如生长激素、去甲肾上腺素、胰高血糖素、肾上腺素等，而这些激素都是升糖激素，如果长期反复出现上述因素，则易发展至糖尿病。

（五）药物因素

科研中，常用四氧嘧啶等化学药物注入动物体内，制成糖尿病动物实验模型，说明药物可以破坏 B 细胞引起糖尿病。在西医中，有不少药物能引发糖尿病，如苯妥英钠、噻嗪类利尿药、避孕药、肾上腺皮质激素等使糖代谢异常，对敏感者来说，可以引起糖尿病。在中国古代，自隋唐以后，常有人为了壮阳、养生、延寿，服用矿石药或植物药做成的丸散，久而中毒成为糖尿病[1]。

三、糖尿病的临床表现

糖尿病的不典型症状往往在其他非糖尿病的情况下也可出现，因此糖尿病患者容易忽略而不往糖尿病上考虑，使患者不能及时发现自己的病情。2型糖尿病常常是以这些不典型症状而开始的。有研究表明，在众多的2型糖尿病患者中，大部分患者在疾病早期并没有意识到自己已患有糖尿病。值得提出，糖尿病流行病学调查表明至少有一半的糖尿病患者无任何症状。糖尿病的典型症状为"三多一少"——多尿、多饮、多食、体重下降。初诊的糖尿病患者可呈现一种或几种表现。可归纳为两方面：糖、脂肪及蛋白质代谢紊乱症候群；器官并发症及伴发病的功能障碍表现。

（一）慢性物质代谢紊乱表现

患者可因血糖升高后尿糖排出增多致渗透性利尿而导致多尿、烦渴、多饮。组织糖利用障碍致脂肪及蛋白质分解增加而出现乏力、体重减轻，儿童尚可见生长发育受阻。组织能量供应不足可呈现易饥及多食。此外，高血糖致晶状体渗透压改变、屈光改变，而出现视物模糊。

（二）急性物质代谢紊乱表现

可因感染、精神创伤等应激因素，出现严重物质代谢紊乱而呈现酮症酸中毒或非酮症高渗状态，从而导致心肌梗死、肠坏死、休克、心肾衰竭，甚至死亡。尤其在老年人和已有严重慢性并发症者中死亡率较高。

（三）器官功能障碍表现

患者可因眼、肾、神经、心脑血管等并发症或伴发病的功能不全表现就诊。

（四）感染

患者可因并发皮肤、外阴、泌尿道感染或肺结核就诊时检查，从而发现糖尿病。

（五）无任何症状

患者仅在常规健康体检、手术前或妊娠常规化验时被发现糖尿病。

四、糖尿病的诊断

糖尿病的诊断由血糖水平确定，其判断正常或异常的分割点则是人为制定，主要依据血糖水平增高程度对人类健康的危害程度。由此不难理解，随着血糖水平对人类健康影响研究的深入，糖尿病诊断标准中血糖水平分割点不断进行修订。世界各国自 20 世纪 80 年代初起袭用的 WHO（1980 年制定，1985 年修订）糖尿病诊断标准目前逐渐被 WHO（1990 年）标准和美国糖尿病学会（ADA）（2003 年）标准所代替。中国糖尿病防治指南（2013 版）采用的是 WHO（1990 年）糖尿病诊断标准和糖尿病分型体系（表1-2）。

表1-2　糖尿病的诊断标准[2]

诊断标准	静脉血浆葡萄糖水平（mmol／L）
糖尿病症状加上随机血糖	≥11.1
或	
空腹血糖（FPG）	≥7.0
或	
OGTT2 小时血糖	≥11.1
无糖尿病症状者，需改日重复检测	

（一）对于诊断标准的解释

1. 糖尿病诊断依据空腹、任意时间或 OGTT 2 小时血糖值。空腹状态指至少 8 小时没有进食热量；随机血糖指不考虑上次用餐时间，一天中任意时间的血糖；OGTT 是指以 75g 无水葡萄糖为负荷量，溶于水内口服。OGTT 具体操作方法见本书附录。

2. 血糖测定值为静脉血浆葡萄糖水平，用葡萄糖氧化酶法测定。

3. 糖尿病症状是指急性或慢性糖、脂肪、蛋白质代谢紊乱表现。

4. 需要特别强调的是，在无急性代谢紊乱，即酮症酸中毒及非酮症高渗状态等情况下，1 次血糖值达到糖尿病诊断标准必须在另一天按表 1-2 内 3 个标准之一复测，如复测未达糖尿病诊断标准，则需在随访中复查明确。绝不能在无急性代谢紊乱的情况下，仅凭一次血糖就诊断糖尿病。

5. 急性感染、创伤或其他应激情况下可出现暂时性血糖增高，若没有明确的糖尿病病史，就临床诊断而言不能以此时的血糖值诊断糖尿病，须在应激消除后复查，再确定糖代谢状态。

6. 儿童糖尿病诊断标准同成人。

（二）关于用糖化血红蛋白诊断糖尿病的问题

部分国家将糖化血红蛋白（HbA1c）作为筛查糖尿病高危人群和诊断糖尿病的一种方法。HbA1c 较 OGTT 试验简便易行，结果稳定，变异性小，且不受进食时间及短期生活方式改变的影响，患者依从性好。2010 年，ADA 指南将 HbA1c≥6.5% 作为糖尿病诊断标准之一。2011 年，WHO 也建议在条件具备的国家和地区采用这一切点诊断糖尿病。但鉴于 HbA1c 检测在我国尚不普遍，检测方法的标准化程度不够，测定 HbA1c 的仪器和质量控制尚不能符合目前糖尿病诊断标准的要求。本指南仍不推荐在我国采用 HbA1c 诊断糖尿病。但对于采用标准化检测方法，并有严格质量控制，正常参考值在 4.0%～6.0% 的医院，HbA1c≥6.5% 可作为诊断糖尿病的参考。

五、糖尿病分型

糖尿病就是一种身体不能产生或正确使用胰岛素的功能紊乱性疾病。那么，胰岛素是什么呢？胰岛素是一种激素，机体需要胰岛素的帮助将食物中摄入的能量转化成维持各种身体功能的能量。当胰岛素水平失衡时，身体各方面的功能也将随之紊乱。众所周知，不是每个得糖尿病的人都是由于身体在胰岛素的使用方面出了问题。这就是为什么要将糖尿病分型的原因了，进行病因分型是充分防治各种类型糖尿病的前提。

最常见的分型就是 1 型糖尿病和 2 型糖尿病。1 型糖尿病的病因和发病机制尚不清楚，其显著的病理生理学特征是胰岛 B 细胞数量显著减少和消失所导致的胰岛素分泌显著下降或缺失。2 型糖尿病的病因和发病机制目前亦尚不明确，其显著的病理生理学特征为胰岛素调控葡萄糖代谢能力的下降（胰岛素抵抗）伴随胰岛 B 细胞功能缺陷所导致的胰岛素分泌减少（或相对减少）。有些妇女在妊娠时也会出现血糖升高，称为妊娠糖尿病。这 3 种分型包括了大多数糖尿病的情况。

还有一些其他特殊类型的糖尿病，它们是病因学相对明确的高血糖状态。有的是由遗传缺陷造成的，如囊肿性纤维化（一种遗传性胰腺病）、脂肪萎缩性糖尿病、矮妖精貌综合征、线粒体基因突变型糖尿病等；有的是由于内分泌疾病，如肢端肥大症、库欣综合征、胰高血糖素瘤、甲状腺功能亢进症等导致的继发性糖尿病；有的由于感染病毒、药物或化学品接触等导致的糖尿病，如先天性风疹病毒、灭鼠优（Vacor）、喷他脒、烟酸、糖皮质激素、二氮嗪等。

尽管如此，仍然有很多糖尿病患者不能简单地被归为 1 型或 2 型。实际上，糖尿病的分型超过 10 种。随着对糖尿病发病机制研究的深入，特殊类型糖尿病的种类会逐渐增多。临床上应注意寻找糖尿病的可能病因。

六、糖尿病的危害

糖尿病与高血压、冠心病和肿瘤是当前威胁人类健康的四大慢性疾病，但是在早期的高血糖阶段由于症状不明显，往往不能引起患者的重视，得不到积极治疗。长期的高血糖引起全身多系统的代谢障碍，导致大血管和微血管的病变，出现严重的心、脑、肾、眼、神经等的并发症，以致危及生命。

（一）糖尿病急性并发症

1. 糖尿病酮症酸中毒 糖尿病酮症酸中毒是糖尿病的严重急性并发症之一。糖尿病患者由于各种原因（如胰岛素治疗中断或剂量不足，以及遭到各种应激）使体内糖代谢紊乱，脂肪分解增加，蛋白质分解加速，酮体生成增多增速，酸性代谢产物积聚。其临床表现，轻者表现为多尿、烦渴多饮和乏力症状加重，重者可见恶心呕吐，甚至脱水、呼吸深快、呼气中有烂苹果味、嗜睡乃至昏迷。糖尿病患者一旦出现以上症状，需及时送医。临床检查除尿糖、尿酮体强阳性外，血酮超过5mmol/L，血 pH 下降，血二氧化碳结合力明显降低。治疗需及时补充液体和胰岛素治疗，对症纠正电解质紊乱和酸中毒。

2. 糖尿病非酮症高渗性昏迷 其临床主要表现为严重脱水和神经系统症状这两组症候群。诊断要点有血糖极高（一般 >44.4mmol/L），血浆渗透压增高（一般 >340mOsm/L），尿糖（＋＋＋＋），但尿酮体阴性或弱阳性，有重度脱水和神经系统症状。本病极为凶险，死亡率高，需及时就医。

3. 糖尿病乳酸性酸中毒 糖尿病患者有用过量双胍类药物（苯乙双胍超过 75mg/d，二甲双胍超过2000mg/d）后出现病情加重；糖尿病患者有肝肾功能不全、缺氧或手术等同时使用双胍类降糖药物；糖尿病患者出现多种原因休克，又出现代谢性酸中毒者，应高度怀疑此病。临床可见没有酮味的代谢性酸中毒、呼吸深大、意识障碍等表现。实验室检查：血乳酸增高，血pH降低，血糖常增高；血酮体正常；血渗透压正常。乳酸性酸中毒现尚缺乏有效的治疗，一旦发生，死亡率极高，应积极预防诱发因素，合理使用双胍类药物。

4. 低血糖症　主要症见出虚汗（轻：手心、额头湿；重：全身大汗淋漓）、乏力、饥饿感、头晕、心慌、心跳加快、双手颤抖、手足和嘴唇麻木或刺痛、视力模糊、精神不稳定、面色苍白、昏睡、肢冷、神志不清甚至昏迷。

以上急性并发症的治疗详见后面相关章节。

（二）糖尿病慢性并发症

糖尿病长期控制不佳，可引起多系统损害，导致多种慢性并发症，包括神经病变、血管病变、精神病变等。神经病变如周围神经病变、胃轻瘫等；血管病变又包括微血管病变和大血管病变，其中糖尿病肾病、糖尿病眼底病变均属于微血管病变，糖尿病心脏病、脑血管病、糖尿病足属于大血管病变。其相应治疗详见本书第二部分相应章节。

总之，糖尿病是终身性疾病，必须终身治疗，才能达到良好的控制。防治或延缓并发症的发生与发展，提高生活质量。要发挥主观能动性，对糖尿病有正确的认识，树立与疾病斗争的信心与耐心，自己掌握病情变化的规律和防治方法。治疗个体化是指根据个人的不同类型和病情需要，采取不同形式的综合治疗。主动与配合是非常重要的，应保持乐观稳定的情绪才能战胜疾病。影响糖尿病病情的因素很多，尤其是精神情绪因素对糖尿病的病情有直接影响，精神创伤可以使糖尿病加重，甚至诱发酮症。

七、糖尿病的控制和监测

对于糖尿病患者来说，及早发现，尽早治疗，对于延缓并发症出现、提高生活质量、延长寿命非常重要。然而，由于我国人口众多，在全人群中通过血糖检测筛查糖尿病前期患者或系统性地发现其他高危人群不具有可行性，因此很多糖尿病患者是在健康体检中或在进行其他疾病的诊疗时才发现的，现实中漏诊的糖尿病患者很多。因此，在条件允许时，可针对高危人群进行糖尿病筛查。

对于已有的糖尿病患者，定期监测血糖、血脂、糖化血红蛋白、尿常规、肾功能、眼底等项目，对评估治疗方案，提早发现糖尿病并发症具有非常重要的意义。

糖尿病理想的综合控制目标视患者的年龄、合并症、并发症等不同而异。治疗未能达标不应视为治疗失败，控制指标的任何改变对患者均有好处，将会降低相关危险因素引发并发症的风险，如 HbA1c 水平的降低与糖尿病患者微血管并发症及神经病变的减少密切相关。制定综合控制目标的首要原则是个体化。具体控制标准见本章第七节。

（缪　娟）

· 参考文献 ·

[1] 张惠芬, 迟家敏, 王瑞萍. 实用糖尿病学 [M]. 北京: 人民卫生出版社, 2004.

[2] 中华医学会糖尿病学分会. 中国 2 型糖尿病防治指南 [M]. 北京: 北京大学医学出版社, 2013.

[3] Pincus G, White P. On the inheritance of diabetes mellitus. Ⅱ. Further analysis of family histories [J]. Am J Med Sci, 1934, 49 (20): 159-169.

[4] Harris H. The familial distribution of diabetes: a study of the relatives of 1241 diabetic propositi [J]. Ann Eugen, 1950, 15 (2): 95-119.

[5] Gottlieb MS. Diabetes in offsprings and siblings of juvenile-and maturity-onset type diabetes [J]. J Chronic Dis, 1980, 33 (6): 331-339.

[6] Newman B, Seiby JV, King M-C, et al. Concordance for type 2 (non-insulin-dependent) diabetes mellitus in male twins [J]. Diabetologia, 1987, 30 (10): 763-768.

[7] Medici F, Hawa M, Ianari A, et al. Concordance rate for type Ⅱ diabetes mellitus in monozygotic twins: actuarial analysis [J]. Diabetologia, 1999, 42 (2): 146-150.

[8] Poulsen P, Kyvik KO, Vaag A, et al. Heritability of type Ⅱ (non-insulin-dependent) diabetes mellitus and abnormal glucose tolerance--a population-based twin study [J]. Diabetologia, 1999, 42 (2): 139-145.

[9] Knowler WC, Pettitt DJ, Saad MF, et al. Diabetes mellitus in the Pima Indians: incidence, risk factors and pathogenesis [J]. Diabetes Metab Rev, 1990, 6 (1): 1-27.

[10] Flegal KM, Ezzati TM, Haaris MI, et al. Prevalence of diabetes in Mexican-Americans, Cubans, and Puerto Ricans from the Hispanic Health and Nutrition Examination Survey, 1982-1984 [J]. Diabetes Care, 1991, 14 (7): 628-638.

第二节 糖尿病膳食和运动疗法

一、糖尿病膳食管理

医学营养治疗是临床条件下对糖尿病的营养问题采取的特殊干预措施，包括对患者进行个体化营养评估、营养诊断、制订相应的营养干预计划并在一定时期内实施及监测，是糖尿病及其并发症的预防、治疗、自我管理以及教育的重要组成部分。医学营养治疗通过调整营养素结构，有利于血糖控制，有助于维持理想体重并预防营养不良发生。

（一）营养治疗总则

糖尿病及糖尿病前期患者均需要接受个体化医学营养治疗，在熟悉糖尿病治疗的营养师或综合管理团队（包括糖尿病教育者）指导下完成。应在评估患者营养状况的情况下，设定合理的质量目标，控制总能量的摄入，合理、均衡分配各种营养素，达到患者的代谢控制目标，并尽可能满足个体饮食喜好。针对超重或肥胖者推荐适度减重，配合体育锻炼和行为改变，有助于维持减重效果[1]。

1. 三宜

五谷杂粮：如莜麦面、荞麦面、燕麦片、玉米面等富含维生素 B、多种微量元素及食物纤维的主食，长期食用可降低血糖、血脂。

豆类及豆制品：豆类食品富含蛋白质、无机盐和维生素，且豆油含不饱和脂肪酸，能降低血清胆固醇及甘油三酯。

新鲜蔬果：苦瓜、冻干桑叶、洋葱、香菇、柚子、南瓜可降低血糖，是糖尿病患者最理想的食物，如能长期服用一些植物活性硒，则降血糖和预防并发症的效果会更好。

2. 三不宜　糖尿病患者日常饮食也要警惕"三不宜"。

不宜吃各种糖、蜜饯、水果罐头、汽水、果汁、果酱、冰淇淋、甜饼干、甜面包及糖制糕点等，因为这些食品含糖量很高，食用易出现高血糖。

不宜吃含高胆固醇的食物及动物脂肪，如动物的脑、肝、心、肺、肾，以及蛋黄、肥肉、黄油、猪牛羊油等，这些食物易使血脂升高，易发生动脉粥样硬化。

不宜饮酒，酒精能使血糖发生波动，空腹大量饮酒时，可发生严重的低血糖，而且醉酒往往能掩盖低血糖的表现，不易发现，非常危险。

糖尿病患者甜食不能沾，可长期服用蜂胶，因为蜂胶不含糖，只是有点腥涩味；阿斯巴甜可用来增加甜味。

（二）医学营养治疗的目标

维持合理体重：超重/肥胖患者减重的目标是 36 个月减轻体重的 5% ~ 10%。消瘦者应通过合理的营养计划恢复并长期维持理想体重。

提供均衡营养的膳食。

达到并维持理想的血糖水平，降低糖化血红蛋白水平。

减少心血管疾病的危险因素，包括控制血脂异常和高血压。

减轻胰岛素抵抗，降低胰岛 B 细胞负荷。

（三）营养素的计算

1. 脂肪　膳食中由脂肪提供的能量不超过饮食总能量的30%。饱和脂肪酸摄入量不应超过饮食总能量的7%，尽量减少反式脂肪酸摄入。单不饱和脂肪酸是较好的膳食脂肪来源，在总脂肪摄入中的供能比宜达到10%~20%。多不饱和脂肪酸摄入不宜超过总能量摄入的10%，适当增加富含 n-3 脂肪酸的摄入。食物中胆固醇摄入量 <300mg/d。

2. 碳水化合物　膳食中碳水化合物所提供的能量应占总能量的50%~60%。对碳水化合物的计量、评估是血糖控制的关键环节。低血糖指数食物有利于血糖控制。糖尿病患者适量摄入糖醇和非营养性甜味剂是安全的。但是过多蔗糖分解后生成的果糖或添加过量果糖易致甘油三酯合成增多，使体脂积聚。每日定时进餐，尽量保持碳水化合物均匀分配。

3. 蛋白质　肾功能正常的糖尿病个体，推荐蛋白质的摄入量占供能比的10%~15%，保证优质蛋白质摄入超过50%。有显性蛋白尿的患者蛋白质摄入量宜限制在每日每千克体重 0.8g。从肾小球滤过率（GFR）下降起，应实施低蛋白饮食，推荐蛋白质入量每日每千克体重 0.6g，为防止发生蛋白质营养不良，可补充复方 α- 酮酸制剂。单纯摄入蛋白质不易引起血糖升高，但可能增加胰岛素分泌反应。

4. 饮酒 不推荐糖尿病患者饮酒。若饮酒应计算酒精中所含的总能量。女性每天饮酒的酒精量不超过 15g，男性不超过 25g（15g 酒精相当于 450ml 啤酒、150ml 葡萄酒或 50ml 低度白酒）。每周不超过 2 次。应警惕酒精可能诱发的低血糖，避免空腹饮酒。具有 2 型糖尿病风险的个体应限制含糖饮料的摄入。

5. 膳食纤维 豆类、富含纤维的谷物类（每份食物 ≥5g 纤维）、水果、蔬菜和全麦食物均为膳食纤维的良好来源。提高纤维摄入对健康有益。建议糖尿病患者达到膳食纤维每日推荐摄入量，即 14g/1000kcal（1kcal = 4185.85J）。

6. 盐 食盐摄入量限制在每天 6g 以内，合并高血压患者更应严格限制摄入量。同时应限制摄入含盐高的食物，例如味精、酱油等加工食品、调味酱等。

7. 微量营养素 糖尿病患者容易缺乏 B 族维生素、维生素 C、维生素 D 以及铬、锌、硒、镁、铁、锰等多种微量营养素，可根据营养评估结果适量补充。长期服用二甲双胍者应防止维生素 B_{12} 缺乏。不建议长期大量补充维生素 E、维生素 C 及胡萝卜素等具有抗氧化作用的制剂，其长期安全性仍待验证[2]。

（四）饮食治疗

1. 饮食治疗是所有糖尿病患者需要坚持的治疗方法。轻型病例以食疗为主即可收到好的效果，中、重型患者，也必须在饮食疗法的基础上，合理应用体疗和药物疗法。只有饮食控制得好，口服降糖药或胰岛素才能发挥好的疗效。否则，一味依赖所谓新药良药而忽略食疗，临床很难取得好的效果。

2. 饮食方案应根据病情随时调整、灵活掌握。消瘦患者可适当放宽，保证总热量。肥胖患者必须严格控制饮食，以低热量饮食为主，减轻体重。对于用胰岛素治疗者，应注意酌情在上午9—10点、下午3—4点或睡前加餐，防止发生低血糖。体力劳动或活动多时也应注意适当增加主食或加餐。

3. 糖尿病饮食中要科学地安排好主食与副食，不可只注意主食而轻视副食。虽然主食是血糖的主要来源，应予以控制，但是副食中的蛋白质、脂肪进入体内照样有一部分也可变成糖类，成为血糖的来源。蛋白质和脂肪在代谢中分别有58%和10%变成葡萄糖。这类副食过多，也可使体重增加，对病情不利，因此，除合理控制主食外，副食也应合理搭配，否则照样不能取得预期效果。

（五）糖尿病膳食注意事项

1. 定时定量和化整为零 定时定量是指正餐。正常人推荐一日三餐，规律进食，每顿饭进食量基本保持平稳。这样做的目的是为了与降糖药更好匹配，不至于出现血糖忽高忽低的状况。化整为零是指零食。在血糖控制良好的情况下，我们可以允许患者吃水果，以补充维生素。但吃法与正常人不同，一般不要饭后立即进食。可以选择饭后2小时食用水果。吃的时候将水果分餐，如一个苹果分2~4次吃完，而不要一口气吃完。分餐次数越多，对血糖影响越小。

2. 吃干不吃稀　建议糖尿病患者尽量吃"干"的，比如馒头、米饭、饼，而不要吃面糊糊、粥/泡饭、面片汤、面条等。道理就是越稀的饮食，经过烹饪的时间越长，食物越软越烂，意味着越好消化，则血糖升高越快，所以无论什么粥都不宜吃。

3. 吃硬不吃软　糖尿病饮食中，同样是"干"的，我们更推荐"硬一点"而不是"软一点"。道理与上面相同。

4. 吃绿不吃红　食物太多，很多患者不能确定哪个是该吃的，哪个是不该吃的。一般绿色的，多是含有叶绿素的植物，如青菜。而红色的含糖相对较高，不宜食用。如吃同样重量的黄瓜和西红柿，西红柿可以明显升高血糖。所以，在不能确定的情况下，"绿色"的一般比较保险。

二、糖尿病运动疗法

运动锻炼在2型糖尿病患者的综合管理中占重要地位。规律运动可增加胰岛素敏感性，有助于控制血糖，减少心血管危险因素，减轻体重，提升幸福感。而且对糖尿病高危人群一级预防效果显著。流行病学研究结果显示，规律运动 8 周以上可将 2 型糖尿病患者 HbA1c 降低 0.66%；坚持规律运动 12~14 年的糖尿病患者，病死率显著降低。

2 型糖尿病患者运动时应遵循以下原则：

1. 运动治疗应在医师指导下进行。运动前要进行必要的评估，特别是心肺功能和运动功能的医学评估（如运动负荷试验等）。

2. 空腹血糖 > 16.7mmol/L、反复低血糖或血糖波动较大、有糖尿病酮症酸中毒等急性代谢并发症、合并急性感染、增殖性视网膜病、严重肾病、严重心脑血管疾病（不稳定型心绞痛、严重心律失常、一过性脑缺血发作）等情况下禁忌运动，病情控制稳定后方可逐步恢复运动。

3. 成年糖尿病患者每周至少 150 分钟（如每周运动 5 天，每次 30 分钟）中等强度（50%~70% 最大心率，运动时有点用力，心跳和呼吸加快但不急促）的有氧运动。研究发现，即使一次进行短时的体育运动（如 10 分钟），累计每天 30 分钟，也是有益的。

4. 如无禁忌证，每周最好进行 2 次抗阻运动，锻炼肌肉力量和耐力。训练时阻力为轻或中度。联合进行抗阻运动和有氧运动可获得更大程度的代谢改善。

5. 运动项目要与患者的年龄、病情及身体承受能力相适应，并定期评估，适时调整运动计划。

6. 记录运动日记，有助于提升运动依从性。

7. 养成健康的生活习惯。培养活跃的生活方式，如增加日常身体活动，减少静坐时间，将有益的体育运动融入到日常生活中。

8. 运动前后要加强血糖监测，运动量大或激烈运动时应建议患者临时调整饮食及药物治疗方案，以免发生低血糖[2]。

（金 健）

·参考文献·

［1］杨峰利. 糖尿病饮食治疗的原则和意义［J］. 中国实用医药, 2013, 8（8）: 236-237.

［2］中华医学会糖尿病学分会. 中国 2 型糖尿病防治指南（2013 年版）［J］. 中华糖尿病杂志, 2014, 6（7）: 457-459.

第三节　糖尿病口服药物治疗

随着对糖尿病研究的深入、诊疗技术的发展以及对中医药研究的进展，近年来，对于糖尿病的新的治疗方案和方法也层出不穷。2013 年版的《中国 2 型糖尿病防治指南》指出，建议对于经营养和运动治疗不能达标的患者，使用包括口服药治疗在内的药物治疗[1]，所以对于口服药物的选择也显得尤为重要。目前，根据医学种类的不同，主要将糖尿病口服药物分为西医化学药物和中药，而中药口服剂型主要以中药汤剂和中成药为主。

一、西医化学药物

根据药物作用机制的不同，主要将口服降糖药分为非促胰岛素分泌剂（双胍类、噻唑烷二酮类及 α- 糖苷酶抑制剂）和促胰岛素分泌剂（磺脲类、格列奈类及 DDP-4 抑制剂）两大类[2]。

（一）非促胰岛素分泌剂

主要通过抑制糖异生反应、延缓碳水化合物吸收或增强外周组织对胰岛素敏感性等达到降糖效果，广泛适用于大多数糖尿病患者。其主要药物分类有：

1. 双胍类药物　其代表药物主要有二甲双胍和苯乙双胍两个品种，因苯乙双胍易诱发乳酸性酸中毒，现已基本淘汰。目前，常用的主要是二甲双胍（格华止、迪化糖锭、美迪康、降糖片等），其安全性和有效性得到公认，单独使用时无低血糖风险，是当今许多国家制定的糖尿病指南中一致推荐的首选口服降糖药物。它主要通过减轻胰岛素抵抗，抑制肝糖原的分解，增加外周组织（如肌肉）对葡萄糖的摄取和利用、影响食欲来降低血糖，可以使糖化血红蛋白降低 1%～2%。

适应证：主要适用于肥胖或超重（标准体重 = 身高 -105。如果实际体重超出标准体重 10%，则属于超重；超出 20%，则属于肥胖）2 型糖尿病的第一线药物；另外，单用磺脲类未达良好控制者可加用双胍类；1 型糖尿病患者联用二甲双胍，可减少胰岛素用量，稳定血糖。

注意事项：二甲双胍最常见的不良反应是胃肠道反应，罕见的严重副反应是诱发乳酸酸中毒，所以严重肝、肾功能不全患者、严重心力衰竭及缺氧性疾病患者需要禁用或慎用。另外，需要特别指出的是，对于造影检查，使用碘化造影剂时，应暂时停用二甲双胍。

用法用量：250～500mg，每日3次，最佳有效剂量是2000mg/d，对于胃肠道耐受性较好的患者，餐前、餐中、餐后服用均可；但对于服药后胃肠道症状（如腹泻、腹胀等）较明显的患者，服药时可从小剂量开始，逐渐加量是减少胃肠道反应的有效方法。

此外，需要额外提出的一点，很多患者担心长期服用二甲双胍会加重肝肾负担，从而影响肝肾功能，这是不正确的，因为二甲双胍本身对肝肾并无毒性，是因肝肾功能不全者服用二甲双胍后会引起药物在体内蓄积，进而增加乳酸酸中毒的风险，所以此类患者应慎用，并没有双向因果的关系，肝肾功能正常者均可放心服用二甲双胍治疗。

2. α-葡萄糖苷酶抑制剂　此类药物主要是通过抑制肠道 α-葡萄糖苷酶从而达到延缓碳水化合物吸收的效果，以降低餐后血糖为主，可使 HbA1c 降低 0.5%～0.8%。目前，我国常用的有阿卡波糖（拜唐苹、卡博平）和伏格列波糖（倍欣）两个类别。该类药物在当前国内外指南中推荐为一线备选药物，单独使用此类药物时也不会造成低血糖的发生，安全性能较高。

适应证：此类药物主要适用于以碳水化合物为主

食且以餐后血糖升高为主的糖尿病患者，尤其是肥胖及老年人，既可单用也可与其他降糖药联用。此外，还可用于糖耐量损害患者。

禁忌证：因该药几乎不经肠道吸收，全身不良反应少见，主要表现为腹胀、排气过多、轻度腹泻等胃肠道反应。所以对于胃肠道器质性病变（如疝气、肠梗阻等）或胃肠功能紊乱者应禁用或慎用，孕妇和儿童应禁用。

注意事项：因其对碳水化合物的高选择性，所以此类药物对于空腹高血糖者降糖效果欠佳，对以鱼、肉、蛋等高蛋白高脂肪食物为主食的患者降糖效果也不理想。另外，服用 α- 葡萄糖苷酶抑制剂的患者如果发生低血糖，需使用葡萄糖或蜂蜜[3]，而使用蔗糖或淀粉类食物的效果差，存在风险。还有一点需要特别指出的是，此类药物必须正确服用才能发挥疗效，要求在进餐时与第一口饭一起嚼服，如果不进餐则不需服药。

3. 噻唑烷二酮类药物　此类药物无法刺激胰岛素分泌，而是主要通过增加靶细胞对胰岛素作用的敏感性而降低血糖，可以使 HbA1c 降低 1.0% ~ 1.5%。此外，它还具有保护胰岛 B 细胞功能，从而延缓糖尿病进展的作用。单独应用同样不会引起低血糖。我国上市的噻唑烷二酮类药物主要有罗格列酮（文迪雅、太罗）和吡格列酮（艾可拓、卡司平、艾汀、瑞彤）两种。其中，因罗格列酮的安全问题尚存争议，其使用在我国还受到严重的限制。该类药起效一般较慢，需 8 ~ 12 周方能达到最大疗效，所以使用此类药物的患者不应在短时间内多次调整药物剂量。

适应证：此类药物主要适用于胰岛素抵抗明显者，与胰岛素联用时，可以减少胰岛素用量，但可增加低血糖的发生率。

注意事项：体重增加和水肿是此类药物常见的副作用，与胰岛素联用时会更加明显，而且噻唑烷二酮类药物的使用还与骨折、心力衰竭风险增加有关，因此禁用于心力衰竭（NYHA 心功能分级 Ⅱ 级以上，即活动后或休息时喘憋、胸闷明显者）、水肿及肝功能不全的患者。此外，1 型糖尿病、孕妇、哺乳期妇女、儿童以及有严重骨质疏松和骨折病史的患者也不宜使用。

（二）促胰岛素分泌剂

主要通过刺激胰岛 B 细胞分泌胰岛素来降低血糖，其发挥药效的前提是患者尚存在一定的胰岛功能，故对 1 型糖尿病或胰岛功能较差的 2 型糖尿病患者往往无效或效用极低。其主要药物分类有：

1. 磺脲类药物 临床应用已有 50 余年，如今更是"三代同堂"。第一代：甲苯磺丁脲、氯磺丙脲，因为不良反应较大，如今已逐渐退出市场；第二代：格列喹酮（糖适平）、格列本脲（优降糖）、格列齐特（达美康）、格列吡嗪（美吡达）等，也是目前我国广泛使用的磺脲类药物；第三代：格列美脲（亚莫利）等。依作用时间可分为长效和短效，短效类包括格列吡嗪、格列喹酮等，需在三餐前半小时服用；长效类包括格列美脲等，一般一天一次餐前半小时服用即可。降糖效果良好，临床试验显示，可以使 HbA1c 降低 1% ～ 2%，且物美价廉、使用方便，深受广大糖尿病患者的青睐。

适应证：主要适用于非肥胖型且残存较多胰岛功能的 2 型糖尿病患者。

禁忌证：对于 1 型糖尿病或胰岛功能近乎衰竭的晚期 2 型糖尿病、合并严重急慢性并发症（如酮症酸中毒、糖尿病性视网膜病变、尿毒症等）、孕妇及哺乳期妇女、已经处于严重感染，以及创伤、大手术等应激状态或对磺脲类药物过敏者应禁用或慎用。

注意事项：不良反应主要是低血糖和体重增加，其中低血糖反应主要在夜间、空腹或餐后 4 ～ 6 小时发生，通常与肾功能减退、饮食摄入不足和活动增加有关，老年人往往有不同程度的肾功能减退，容易发生低血糖，而低血糖对老年患者的危害较大。所以，老年糖尿病患者不宜选用强力的磺脲类药物，且发生低血糖时，应注意及时补充能量。

另外，磺脲类药物有可能出现原发性失效（一开始服用就没有效果）或继发性失效（开始阶段有效，以后药效逐渐下降直至无效）。这种情况大多与患者自身胰岛衰竭有关，所以患者在使用此类药物时需要经常监测血糖，一旦发现血糖逐渐升高，应及时调整治疗方案。此外，各种磺脲类药物的作用强度也不同，如：格列本脲所致的低血糖经处理好转后，要继续观察 2 ～ 3 天，这是因为格列本脲作用时间较长，有再次发生低血糖的风险；而格列美脲则是一种兼有促进胰岛素分泌及改善胰岛素抵抗双重作用的新型长效磺脲类药物，低血糖事件风险小，增加体重很少。

2. 格列奈类药物 非磺脲类的胰岛素促泌剂，也叫"餐时血糖调节剂"。其主要是通过刺激胰岛 B 细胞早时相胰岛素分泌来降低血糖，优点是作用持续时间短、达峰快、起效快，主要擅长于控制餐后血糖，可以使 HbA1c 降低 1.5% ~ 2%，低血糖反应较磺脲类要少得多。我国上市的常用药物有瑞格列奈（诺和龙）、那格列奈（唐力）和米格列奈。其中瑞格列奈是世界上第一个餐时血糖调节剂，具有吸收快、起效快、代谢快的特点，可与二甲双胍合用，不宜与磺酰脲类、α- 糖苷酶抑制剂合用[4]。

适应证：主要适用于无严重肝、肾损害且有一定胰岛素分泌功能的 2 型糖尿病患者，尤其适用于那些进餐时间不规律、以餐后高血糖为主的患者；因其主要经胆道排泄，对肾脏负荷少，也多用于轻中度肾功能不全患者。

禁忌证：对于 1 型糖尿病；胰岛功能近乎衰竭的晚期 2 型糖尿病、孕妇及哺乳期妇女、严重肝功能不全、有酮症酸中毒等急性并发症的患者应禁用或慎用。常见的不良反应仍然是低血糖，但与磺脲类相比，发生率和程度都明显较低。

3. DPP-4 抑制剂（二肽基肽酶-Ⅳ抑制剂） 是近年来受社会日渐关注的口服降糖药后起之秀。与前两种不同，其作用机制主要是通过抑制 DPP-4（二肽基肽酶-Ⅳ）、延长 GLP-1（胰高血糖素样肽-1）在体内的作用时间，从而增加血液中餐后 GLP-1 的浓度发挥降糖作用（GLP-1 以葡萄糖浓度依赖的方式刺激胰岛素分泌，抑制胰高血糖素分泌，从而降低血糖），可以使 HbA1c 降低 1% 左右。需要特别注意的是，DPP-4 抑制剂除了降血糖的作用外，还具有改善胰岛 B 细胞功能、减轻体重、降压、调脂等多重功效，且单独使用不会造成低血糖的发生。目前，应用于临床的 DPP-4 抑制剂主要有西格列汀、维格列汀和沙格列汀。作为降糖口服药家族的新成员，DPP-4 抑制剂的长期疗效和安全性仍有待时间的检验。

适应证：该类药物主要适用于肥胖合并血脂异常、高血压的 2 型糖尿病患者，也可用于轻中度肾功能不全的患者。

禁忌证：对于严重肾功能不全、酮症酸中毒等糖尿病急性或严重慢性并发症者、孕妇及哺乳期妇女以及对本品过敏者应禁用或慎用。

不良反应：目前，常见的不良反应包括头痛、上呼吸道感染症状、咽痛等，但较少见，甚至有研究表明存在诱发胰腺炎的可能[5]。

除了以上主要的两大类药物外，还有一种新型的口服降糖药叫钠-葡萄糖同向转运蛋白，主要是通过调控葡萄糖在人体肾脏的重吸收，使更多的葡萄糖从尿液中排出，从而达到降糖的效果，但会增加尿道感染的风险。目前，此类药物尚在研究中，还没有广泛投入我国市场。

糖尿病的口服药物种类繁多，且每一类药物（包括同一类中的不同药物）的作用机制、药效特点、服药方式、不良反应均不相同。1型糖尿病患者由于胰岛功能完全衰竭，因此，不能使用胰岛素促泌剂，而必须终身接受胰岛素替代治疗，但同时还可以选择双胍类或α-糖苷酶抑制剂作为辅助降糖治疗。2型糖尿病患者原则上各类口服降糖药物均可以选用。作为患者，要想做到既有效又安全地控制血糖，除了要熟悉各类降糖药物的药理特性、适应证与禁忌证以及自己的具体病情以外，最重要的还是到专科医院找医师寻求专业咨询。

二、口服中药汤剂与中成药

现代中医对糖尿病的病因病机、治则治法和辨证论治研究颇多，积累了丰富的经验，对减轻临床症状、提高生活质量有良好的疗效，弥补了化学药物的不足，日益受到国内外内分泌界的高度重视。中西医治疗糖尿病各有优势，西药的特点在于可以有效控制血糖，而中药的优势在于有效缓解症状，同时减少、延缓并发症的发生[6]，这也是近年来糖尿病中药治疗发展迅速的主要原因之一。当然，中医药也并非"万应灵丹"，其使用时需要因证而异、因人而异，特别是中药汤剂应遵照辨证论治的原则进行治疗，而某些中成药因具有一定程度的毒性和副作用，也非可长期应用的安全药物。

（一）中药汤剂使用基本介绍[7]

糖尿病属中医"消渴病"范畴，其起病多与禀赋不足、饮食失节、情志失调、劳欲过度有关。其中医药治疗，最强调辨证论治。不同医家辨证分型方法各有不同，但总的来说，均有阴虚燥热，本虚标实，日久络脉瘀滞。

随着现代科学技术的进步，在传统中药汤剂基础上，又研制出中药配方颗粒。中药配方颗粒同样以辨证论治为基础，进行组方配伍。其药效与传统汤剂相当，便于储存、携带，使用方便，极大地方便了患者使用。

（二）中成药使用基本原则

1. 辨证用药 依据中医理论，辨识、分析疾病的证候，针对证候确定具体治法，再依据治法，选定适宜的中成药，是中成药应用的主要原则。临床应用中成药必须以辨证为根据，如果不能正确辨证，就根本谈不上疗效。例如，糖尿病中肝胃郁热证，若使用六味地黄丸，无异于火上加油。现在市售的中成药说明书都有药物功效、主治及注意事项，使用前应仔细阅读。

2. 辨病用药 针对中医的疾病，或西医诊断明确的疾病，根据疾病特点，选用相应的中成药。例如，十味玉泉胶囊、糖脉康均是治疗糖尿病的药物，其药物成分中包括可以调节血糖的中药材。对于此类药物，还需注意有无添加西药成分，比如消渴丸，每10粒消渴丸含格列本脲（优降糖）2.5mg，若与磺脲类药物同时服用，极易发生低血糖，危及生命。

3. 中成药的毒副作用 有的中成药中含有毒性药物，如朱砂安神丸中含朱砂、冠心苏合丸中含青木香，这类药物长期服用可导致不可挽回的脏器损伤。故使用中成药时，需注意其药物组成、适应证、用量、疗程、不良反应等，"中病即止"，切勿长期大量服用。

（杨 杰）

·参考文献·

［1］中华医学会糖尿病分会. 中国 2 型糖尿病防治指南［M］. 北京：北京大学医学出版社，2013.

［2］张惠芬，迟家敏，王瑞萍. 实用糖尿病学［M］. 北京：人民卫生出版社，2004.

［3］张德明. 口服降糖药物正确使用方法［J］. 社区用药指导，2009，5（11）：6.

［4］Malaiss WJ. Stimulation of insulin release by non-sulfonylurea hypoglycemic agents：the meglitinide family［J］. Horm Met ab Res，1995，27（1）：263-266.

［5］陈灏珠，林果为，王吉耀. 实用内科学［M］. 第 14 版. 人民卫生出版社，2013：990-994.

［6］张力. 糖尿病常用中成药的合理应用与评价［J］. 中华中医药杂志，2009，24（10）：1270.

［7］张凤红. 糖尿病的中成药治疗和辨证分型［J］. 糖尿病新世界，2014，15（1）：15.

第四节 糖尿病的胰岛素治疗

胰岛素是人体胰岛 B 细胞分泌的一种肽类激素，

其主要作用是降低体内血糖水平。正常人胰岛素的生理分泌有两部分：基础胰岛素和餐时胰岛素。两者各占其总量的 50% 左右。基础胰岛素的主要生理作用是抑制肝脏葡萄糖的输出和促进餐时吸收的葡萄糖的利用和储存，使非进餐状态下的血糖维持正常；餐时胰岛素的分泌，主要是促使细胞有效利用葡萄糖，从而降低体内的血糖水平，使体内血糖浓度处于一个正常的范围之内。如果胰岛素分泌减少或胰岛素的作用不足，都会使无法被利用的葡萄糖积存在我们的血液当中，从而造成体内血糖升高，久而久之就会导致肾脏并发症及全身各器官的损害。

一、胰岛素的诞生

1921 年，Banting、Best、Collip 和 MacLeod 四人小组首次在多伦多大学成功地从狗的胰腺中分离出胰岛素，并证明了其生物效应[1]。1922 年 1 月 11 日，在多伦多综合医院，一个名叫 Leonard Thompson 的糖尿病患者接受了胰岛素的首次注射[1]。之后，随着胰岛素提纯技术的不断进步，胰岛素广泛应用于糖尿病患者的治疗。

二、胰岛素的种类

（一）根据药物动力学特点分类

1. 超短效胰岛素　不含鱼精蛋白，可皮下、肌内、静脉注射，起效时间 10 ~ 15 分钟，作用高峰时间 30 ~

60 分钟，持续作用时间 3 小时左右。

2. 短效胰岛素（R） 不含鱼精蛋白，可皮下、肌内、静脉注射，起效时间 30 分钟，作用高峰时间 1～3 小时，效力持续时间 5～7 小时。

（1）国产普通胰岛素：猪胰岛素。

（2）国产人工基因合成胰岛素：甘舒霖 R。

（3）进口单组分人胰岛素：诺和灵 R、优泌林 R。

3. 中效胰岛素（NPH） 含鱼精蛋白，胰岛素与鱼精蛋白比例为 1∶1，又称低精蛋白锌胰岛素，中性，可单独或与短效类合用，各自发挥其作用。仅可皮下或肌内注射，起效时间 1.5 小时，高峰时间 6～9 小时，效力持续 18～24 小时。

（1）低精蛋白锌胰岛素：甘舒霖 N、诺和灵 N、优泌林 N。

（2）预混胰岛素：由不同比例的短、中效胰岛素预混而成，如甘舒霖 30R、诺和灵 30R、诺和灵 50R、优泌林 70/30。

4. 长效胰岛素 含过量鱼精蛋白，中性，胰岛素与鱼精蛋白比例为 1∶（1.5～2），起效时间 3～4 小时，高峰持续时间 10～16 小时，效力持续时间 28～36 小时。

（二）根据药物来源分类

1. 牛胰岛素 牛胰腺提取而来。

2. 猪胰岛素 猪胰腺提取而来。与人胰岛素结构最接近，故疗效较高，抗原性较低。

3. 人胰岛素　甘舒霖系列及进口胰岛素均为人胰岛素，是我国目前胰岛素制剂的主要来源。

（1）半合成：自猪胰岛素改变 B 链第 30 位氨基酸而成。

（2）DNA 重组：用大肠杆菌或酵母菌人工合成 A、B 链后组合或先生成胰岛素原再切除 C- 肽而来。

因与人自身胰岛素无异，故抗原性低，疗效高。人胰岛素吸收快，作用也快，故作用时间短，效力集中，单用时有可能引起作用高峰时出现低血糖症或清晨高血糖。

4. 人胰岛素类似物

（1）速效胰岛素类似物：赖脯胰岛素（Insulin Lispro），商品名为优泌乐；门冬胰岛素（Insulin Aspart），商品名为诺和锐。

（2）长效胰岛素类似物：重组甘精胰岛素（Insulin Glargine），地特胰岛素（Insulin Detemir）。

（3）速效胰岛素类似物的优点：降低空腹及餐后血糖，更好地降低 HbA1c；低血糖发生较少；餐前即刻注射，依从性好；更灵活的生活方式；在胰岛素泵中使用，较普通胰岛素对血糖的控制更有效。

（4）长效胰岛素类似物的优点：无峰值效应，模拟生理性基础胰岛素分泌；24 小时作用保持相对恒定，每天只需注射 1 次，依从性好；低血糖（尤其夜间低血糖）较少；呈溶液状态，注射时无需再次混匀。

临床试验证明，胰岛素类似物在模拟生理性胰岛素分泌和减少低血糖的危险性方面优于动物胰岛素和人胰岛素[2]。

三、胰岛素治疗的目的

1. 保持体内正常的葡萄糖、蛋白质、脂肪、水、盐及酸碱代谢水平。

2. 防止或延缓糖尿病急、慢性并发症的发生与发展。

3. 恢复良好的体力及精神状态，保证正常的生长、生活、工作与寿命。

四、影响每日胰岛素需要量的因素

1. 饮食及活动量　饮食中热量高、运动量小则用量大。

2. 病程长短　1型糖尿病患者病程很长者胰岛素需要量减少，可能与消瘦及胰岛素代谢清除率下降有关。

3. 糖尿病肾病　肾脏是胰岛素代谢清除的重要场所，糖尿病肾病时，胰岛素需要量减少。

4. 应激　应激时，尤其是感染发热时，胰岛素需要量增加。

5. 妊娠及分娩　妊娠过程中，胰岛素的需要量逐渐增加。分娩后，胰岛素需要量常急剧下降，以后则逐渐增多至妊娠前的水平。

五、胰岛素治疗方法

（一）补充疗法

在口服药物的基础上，联合胰岛素治疗。一般睡前中效胰岛素（NPH），早晨空腹血糖（FPG）控制满意后，白天餐后血糖可以明显改善。为改善午餐后及晚餐前血糖，考虑早 8 时 NPH 皮下注射。

每日 > 2 次胰岛素注射，可考虑停用胰岛素促分泌剂。

（二）替代疗法

1. 2 次注射/日　预混胰岛素注射液，早晚饭前皮下注射。

优点：简单，依从性好。

注意点：

（1）早餐后 2 小时血糖满意时，上午 11 点左右可能发生低血糖。

（2）午饭后血糖控制可能不理想，考虑加用口服药。

（3）晚餐前 NPH 用量过大，可能导致前半夜低血糖。

（4）晚餐前 NPH 用量不足，可导致 FPG 控制不满意。

2. 3 次注射/日　早餐前、午餐前短效胰岛素皮下注射，晚餐前预混胰岛素（R + NPH）皮下注射。

优点：接近生理状态，白天血糖控制较好。

注意点：

（1）NPH晚餐前量大时，凌晨0—3时易发生低血糖。

（2）NPH晚餐前量小时，早晨空腹血糖（FBG）控制不好。

3. 4次注射／日 早餐前、午餐前、晚餐前短效胰岛素（R）餐前皮下注射，中效胰岛素睡前（10Pm）皮下注射。

每天4次注射胰岛素是目前临床上常用的胰岛素强化治疗方案，符合大部分胰岛素替代治疗的需要，用于糖尿病病程较长，并发症较多，尤其血糖数值波动较大患者的强化治疗。具体用药比例如下：

早餐前	中餐前	晚餐前	睡前
R 25%~30%	R 15%~20%	R 20%~25%	N 20%~30%

4. 5次注射／日 早餐前、午餐前、晚餐前R餐前皮下注射，NPH 8Am及睡前（10Pm）皮下注射。

优点：是皮下注射给药中非常符合生理模式的给药方式；

注意点：两次NPH占25%~30%日剂量，3次R占其余部分。

5. 胰岛素泵治疗 持续皮下胰岛素输注是强化胰岛素治疗的方案之一。模拟内源性胰岛素分泌节律，分为基础量（basal）和餐前量（bolus），基础量占总量的40%~50%左右。超短效胰岛素类似物是理想的制剂。适用于1型糖尿病患者，以及血糖控制不理想，尤其是血糖波动较大的 2 型糖尿病患者。其费用较贵，目前北京市不在医保报销范围。

六、胰岛素强化治疗的益处

首先，外源性胰岛素治疗可缓解高糖毒性。

祝方等[3]观察 22 例新诊断 2 型糖尿病患者接受 2 周短期胰岛素泵治疗前后胰岛 B 细胞对血糖刺激的胰岛素第一时相分泌的变化，探讨胰岛 B 细胞功能及其影响因素和随访短期胰岛素强化治疗对（不采用任何降糖药物）长期血糖控制的影响。外源性胰岛素替代治疗可以使 B 细胞得到休息，并减少已损伤 B 细胞的过度分泌。对新诊断 2 型糖尿病患者早期强化胰岛素治疗可以恢复并维持 B 细胞功能。《胰岛素泵治疗初诊 2 型糖尿病疗效评析》[4]将 62 例初诊 2 型糖尿病按入院先后次序随机分为 2 组，持续皮下胰岛素输注（CSII，$n=31$）及多次皮下胰岛素注射（MSII，$n=31$）。观察治疗前后血糖、血脂变化。经过 2 周强化治疗，血糖、血脂均显著降低。随访达 1.5 年的 19 例患者 12 例未使用降糖药物，每月定期测空腹血糖（FBG）5mmol/L 左右，餐后 2 小时血糖（PBG）7mmol/L 左右，糖化血红蛋白（HbA1c）<6.5%。

临床研究证实，初发 2 型糖尿病患者在接受短期胰岛素强化治疗之后，大部分可获得相当长（8～16 个月）的一段"缓解期"，患者胰岛素分泌的第一时相和第二时相均呈一定程度的增加，甚至个别患者还恢复了明显的第一时相胰岛素分泌高峰。

其次，英国前瞻性糖尿病研究（UKPDS）血糖控制研究主要发现：在 2 型糖尿病被诊断后的 10 年期间内，强化的血糖控制可以使 HbA1c 水平维持在较低的范围内，并且降低糖尿病慢性并发症的风险。任何糖尿病相关的临床结果降低 12%，微血管并发症降低 25%，心肌梗死降低 16%，白内障摘除术降低 24%，在第 12 年时的视网膜病变降低 21%，在第 12 年时的白蛋白尿降低 33%。

七、胰岛素治疗的并发症

如过敏反应、浮肿、皮下脂肪萎缩、低血糖症、胰岛素抗药性和体重增加等。

（一）过敏反应

1. 局部反应　如注射部位红热、刺痛、肿胀，使用精蛋白锌胰岛素（PZI）时较常见，多在 3～4 周内自然脱敏，如出现局部假性蜂窝织炎或弥漫性皮肤反应，则应使用抗组胺药及皮下注射 1/1000 的肾上腺素溶液，必要时口服氢化可的松。

2. 全身反应　极少见，如荨麻疹、紫癜、皮肤黏膜水肿、采用上述抗过敏治疗措施。如仍必须使用胰岛素，可进行胰岛素脱敏，方法是从 0.001U 拟使用的胰岛素皮下注射开始，每 15 分钟注射 1 次，剂量加倍直至 1U 为止。如有可能，应改用单组分人胰岛素。

（二）浮肿

多见于面部，亦可发生于四肢，可能与控制不佳时的低钠血症及使用胰岛素后尿量减少、钠水潴留有关。多可自行消退，少数需用利尿药。

（三）皮下脂肪萎缩

将纯度不高的胰岛素注射到皮下脂肪内有时会导致注射部位的脂肪组织萎缩。在早期使用动物胰岛素时，时有发生。目前，临床中多用人工基因合成胰岛素，或胰岛素类似物，其纯度高，这种并发症极少见到。处理中可采用局部皮下注射氧气、地塞米松之法。患者可试用更换注射部位等方法防止其发生，如有可能，最好改用单组分人胰岛素。

（四）低血糖症

低血糖症是胰岛素治疗中最常见的危险并发症，而且可能会引起严重的后遗症[1]。重者可致昏迷以至死亡。其发生多与患者进餐不节律、运动幅度不等以及不恰当的用药有关。临床中常见的原因：用药后未及时就餐，进餐量未变的情况下活动量加大，任意增加胰岛素用量。当然，个别患者血糖脆性非常大，血糖忽高忽低。

低血糖处理原则：

1. 了解低血糖及低血糖症的表现，以便及时发现。

2. 掌握饮食量、加餐量及运动量。

3. 监测血糖、尿糖，血糖偏低及时调整药物用量。

4. 随身携带糖尿病急救卡和应急食品。

（五）胰岛素抗药性

极少数患者表现为胰岛素抗药性，即在无酮症酸中毒和拮抗胰岛素因素存在的情况下，每日胰岛素需要量超过 $2U/kg$[5]。胰岛素抵抗可能与肥胖、免疫机制障碍有关。抵抗可持续数周或数月后自行缓解，亦可持续十余年之久。如果无明显禁忌证，首先加胰岛素增敏剂，也可以改用口服药物。胰岛素与口服降糖药物交替使用，也是治疗过程当中的方案之一。

（六）体重增加

体重增加是胰岛素治疗的潜在副作用。糖尿病控制和并发症试验（DCCT）研究显示，经过平均 6.5 年的随访调查研究发现，在接受胰岛素强化治疗的糖尿病患者中有 41.5% 的患者体重增加[1]。糖尿病患者胰岛素治疗后体重增加甚至肥胖，可处理如下：

1. 重新分析胰岛素治疗的适应证，能不用即不用，能少用即少用。

2. 控制饮食，增加运动量。

3. 加双胍类，改善胰岛素敏感性。

4. 加噻唑烷二酮类，改善 2 型糖尿病患者的胰岛素抵抗。

（七）屈光不正

胰岛素治疗初期，血糖迅速下降，影响晶状体及玻璃体内渗透压，使晶状体水分逸出而屈光率下降，产生远视，感到视物模糊[6]。多在 2～4 周后血糖得到满意控制后完全消失。多见于血糖波动较大者。

八、胰岛素强化治疗方案举例

（一）一般原则

1. 初始剂量的确定 按病情轻重估计：全胰切除患者需要 40 ~ 50U/d，多数患者可从 18 ~ 24U/d 开始。国外主张，1 型糖尿病：初始剂量按每千克体重 0.5 ~ 0.8U/d；2 型糖尿病：初始剂量按每千克体重 0.3 ~ 0.8U/d。

2. 剂量分配 早餐前多，中餐前少，晚餐前中，睡前较多。

（二）应用举例

总量：20U/d，三餐前 R 6U、4U、5U，睡前 N 5U。剂量调整，初始剂量应先固定 3 ~ 4 天后，再根据血糖监测结果进行调整，先快后慢，每次上调量一般不超过 10U/d。监测三餐前和三餐后 2 小时血糖及 10Pm 血糖，必要时监测夜间（3Am）血糖。

注意空腹血糖控制不良的原因：Somogyi 效应，黎明现象。判定方法：对比 3Am 与 7Am 的血糖变化。

九、胰岛素注射部位的选择

常用的胰岛素注射部位有上臂外侧、腹部、大腿外侧、臀部。注意硬结、瘢痕、脐周 5cm 内不能注射。胰岛素注射部位应多处轮换，以 2cm^2 为一个注射区，而每一个注射部位可分为若干个注射区，每次注射，部位都应轮换，而不应在一个注射区几次注射。

注射的轮换可按照以下原则：选左右对称的部位注射，并左右对称轮换注射。待轮完，换另外左、右对称的部位；如先选左、右上臂，并左、右对称轮换注射。待轮完后，换左、右腹部。这样可避免因不同部位胰岛素吸收不同而造成的血糖波动。

人体在安静的情况下，注射的胰岛素的吸收速率从快到慢依次为腹部、上臂外侧、大腿外上 1/4、臀部两侧。运动时以腿部对胰岛素的吸收速度最快[7]。

十、胰岛素注射的方法

1. 注射时胰岛素的温度应接近室温，以避免过低的温度造成注射时的不适感。

2. 用乙醇溶液消毒注射部位后，应等到表皮上的乙醇溶液完全挥发后再进行注射，否则会引起注射部位的刺痛。

3. 将针头以 90°或 45°角、捏起皮肤的方式，快速插入皮下层进行注射。

十一、重复使用胰岛素注射器/针头的危害

1. 注射疼痛 会造成肉眼不易发现的针尖弯曲成钩形，导致注射部位流血，擦伤，增加了患者注射的疼痛感。

2. 针头折断 多次重复使用使针尖部分可能折断在人体内而引起严重后果。

3. 针头堵塞 使用过的针管内残留的胰岛素形成结晶造成阻塞，阻碍下一次注射。

4. 重复使用的患者通常会在注射后不卸下针头，在笔芯和外界间建立起了开放的通道，从而导致：

（1）空气中和针尖上的细菌可通过针管进入笔芯，既污染了药液，也增加了患者注射部位感染的机会。

（2）温度升高时，胰岛素体积膨胀而从笔芯泄漏，浪费胰岛素并会改变混合胰岛素的浓度。

十二、胰岛素的储存

1. 未启封的胰岛素，储存温度为 4～12℃，注射有效期内使用。冷冻的胰岛素不能用。

2. 已经开始使用的胰岛素可以放在室温中，以避免储存在冰箱中导致注射时因为温度低引起注射部位的疼痛不适[8]，同时避免光和热。

十三、注意事项

老年人外出时随身携带甜食和急救卡，急救卡正面填写姓名、住址、联系电话，背面填写"我患有糖尿病，正在服用降糖药物，若发现我神志不清或行为反常，大汗淋漓，面色苍白，可能是低血糖反应，请给我甜食，并立即送我去医院及通知我的家人"。平时应定期监测血糖，并有详细记录。

（苗桂珍 陈子泮）

· **参考文献** ·

[1] C. Ronald Kahn, Gordon C. Weir, George L. King, 等. 糖尿病学 ［M］. 潘长玉主译. 第 14 版. 北京：人民卫生出版社，2007： 678-688.

[2] 中华医学会糖尿病学分会. 中国 2 型糖尿病防治指南 ［M］. 2012：12.

[3] 祝方，纪立农，韩学尧，等. 短期胰岛素强化治疗诱导初诊 2 型糖 尿病患者血糖长期良好控制的临床试验 ［J］. 中国糖尿病杂志， 2003，11（1）：5-9.

[4] 苗桂珍，朱学敏，胡磊，等. 胰岛素泵治疗初诊 2 型糖尿病疗效评 析 ［J］. 实用糖尿病杂志，2007，3（3）：24-25.

[5] 许曼音. 糖尿病学 ［M］. 上海：上海科学技术出版社，2010：275.

[6] 关子安，孙茂欣，关大顺，等. 现代糖尿病学 ［M］. 天津：天津科 学技术出版社，2001：213.

[7] 迟家敏. 实用糖尿病学 ［M］. 北京：人民卫生出版社，2010：255.

[8] 陈家伦. 临床内分泌学 ［M］. 上海：上海科学技术出版社， 2011：1062.

第五节　糖尿病中医辨证论治

糖尿病属于中医之消渴病。消渴病是由于多种原 因导致阴津亏损、燥热偏盛，临床以多饮、多食、多 尿、形体消瘦，或尿有甜味为特征的一种疾病。

消渴病之名，首见于《黄帝内经》[1]。《素问·奇 病论》曰："此肥美之所发也，此人必数食甘美而多肥 也，肥者令人内热，甘者令人中满，故其气上溢，转为消渴。"《灵枢·五变》说:"怒则气上逆,胸中蓄积,血气逆留……转而为热,热则消肌肤,故为消瘅。"历代医家,在《黄帝内经》基础上,对本病的研究不断进展。《金匮要略》立消渴专篇,提出三消症状及治疗方药。

一、病因病机

1. 禀赋不足 先天禀赋不足,五脏虚弱,肾阴亏损,阴虚火旺,灼伤津液,而致消渴。如《灵枢·五变》云:"五脏皆柔弱者,善病消瘅。"

2. 饮食失节 长期过食肥甘,醇酒厚味,导致脾胃运化失职,积热内蕴,化燥伤津,消谷耗液,发为消渴。《外台秘要·消渴方》说:"饮啖无度,咀嚼鲊酱,不择酸咸,积年长夜,醹兴不懈,遂使三焦猛热,五脏干燥,木石犹且焦枯,在人何能不渴?"指出饮食不节与本病的发生有关。

3. 情志失调 长期精神刺激,导致气机郁结,郁久化火,火热炽盛,灼伤肺胃阴津,发为消渴。《临证指南医案·三消》云:"心境愁郁,内火自燃,乃消症大病。"说明五志过极,郁热伤津与本病的发生有关。

4. 劳欲过度 房劳不节,损伤肾精,虚火内生,灼伤津液,发为消渴。《外台秘要·消渴消中》说:"房室过度,致令肾气虚耗故也,下焦生热,热则肾燥,肾燥则渴。"说明房室不节,与本病的发生也有一定关系。

5. 血瘀　血瘀是消渴病发病的因素之一。《血证论·发渴》说："瘀血发渴者，以津液之生，其根出于肾水……有瘀血，则气为血阻，不得上升，水津因不能随气上布"，是以发渴。同时，血瘀是消渴病发病过程中的病理产物。消渴病的病机主要是阴虚燥热，阴虚内热，耗津灼液而成瘀血。本病迁延日久，阴损及阳，以致阴阳两虚，阳虚则寒凝，导致瘀血。反过来，又加重消渴病的进程。

二、类证鉴别

临床上常与口渴症、瘿病相鉴别。

1. 口渴症　口渴症是指口渴饮水的一个临床症状，可出现于多种疾病过程中，尤以外感热病为多见。但这类口渴各随其所患病证的不同而出现相应的临床症状；不伴多食、多尿、尿甜、消瘦等消渴的特点。

2. 瘿病　瘿病中气郁化火、阴虚火旺的类型，以情绪激动，多食易饥，形体日渐消瘦，心悸，眼突，颈部一侧或两侧肿大为特征。其中的多食易饥、消瘦，类似消渴病的中消，但眼球突出，颈前生长肿物则与消渴有别，且无消渴病的多饮、多尿、尿甜等症。

三、诊断标准

（一）疾病诊断

1. 中医诊断标准　2007 年《糖尿病中医防治指南》[2] 指出，多饮、多食、多尿、形体消瘦，或尿糖增高等表现，是诊断消渴病的主要依据。有的患者"三多"症状不明显，但若中年之后发病，且嗜食膏粱厚味，形体肥胖，以及伴发肺痨、水肿、眩晕、胸痹、中风、雀目、痈疽等病症，应考虑消渴病的可能。

2. 西医诊断标准　依据《中国 2 型糖尿病防治指南》[3]，空腹血糖（FPG）≥7.0mmol/L（126mg/dl）；或糖耐量试验（OGTT）中服糖后 2 小时血糖（2HPG）≥11.1mmol/L（200mg/dl）；或随机血糖≥11.1mmol/L（200mg/dl）。

（二）证候诊断[4]

1. 主证

（1）肝胃郁热证：脘腹痞满，胸胁胀闷，面色红赤，形体偏胖，腹部胀大，心烦易怒，口干口苦，大便干，小便色黄，舌质红，苔黄，脉弦数。

（2）胃肠实热证：脘腹胀满，痞塞不适，大便秘结，口干口苦，或有口臭，或咽痛，或牙龈出血，口渴喜冷饮，饮水量多，多食易饥，舌红，边有瘀斑，舌下络脉青紫，苔黄，脉滑数。

（3）脾虚胃热证：心下痞满，胀闷呕恶，呃逆，水谷不消，纳呆，便溏，或肠鸣下利，或虚烦不眠，或头眩心悸，或痰多，舌淡胖，舌下络脉瘀阻，苔白腻，脉弦滑无力。

（4）上热下寒证：心烦口苦，胃脘灼热，痞满不痛，或干呕呕吐，肠鸣下利，手足及下肢冷甚，舌红，苔黄根部腐腻，舌下脉络瘀阻，脉弦滑。

（5）阴虚火旺证：五心烦热，急躁易怒，口干口渴，渴喜冷饮，易饥多食，时时汗出，少寐多梦，溲赤便秘，舌红赤，少苔，脉虚细数。

（6）气阴两虚证：消瘦，倦怠乏力，气短懒言，易汗出，胸闷憋气，脘腹胀满，腰膝酸软，虚浮便溏，口干口苦，舌淡体胖，苔薄白干或少苔，脉虚细无力。

（7）阴阳两虚证：小便频数，夜尿增多，混浊如脂如膏，甚至饮一溲一，五心烦热，口干咽燥，耳轮干枯，面色黧黑；畏寒肢凉，面色苍白，神疲乏力，腰膝酸软，脘腹胀满，食纳不香，阳痿，面目浮肿，五更泄泻，舌淡体胖，苔白而干，脉沉细无力。

2. 兼证

（1）瘀证：胸闷刺痛，肢体麻木或疼痛，疼痛不移，肌肤甲错，健忘心悸，心烦失眠，或中风偏瘫，语言謇涩，或视物不清，唇舌紫黯，舌质黯，有瘀斑，舌下脉络青紫迂曲，苔薄白，脉弦或沉而涩。

（2）痰证：嗜食肥甘，形体肥胖，呕恶眩晕，口黏痰多，食油腻则加重，舌体胖大，苔白厚腻，脉滑。

（3）湿证：头重昏蒙，四肢沉重，遇阴雨天加重，倦怠嗜卧，脘腹胀满，食少纳呆，便溏或黏滞不爽，舌胖大，边齿痕，苔腻，脉弦滑。

（4）浊证：腹部肥胖，实验室检查血脂或血尿酸升高，或伴脂肪肝，舌胖大，苔腐腻，脉滑。

四、中医辨证论治

（一）辨证论治[4]

1. 主证

（1）肝胃郁热证：开郁清热。大柴胡汤加减，柴胡、黄芩、清半夏、枳实、白芍、大黄、生姜等。中成药可选用大柴胡颗粒。

（2）胃肠实热证：通腑泄热。大黄黄连泻心汤加减，大黄、黄连、枳实、石膏、葛根等。中成药可选用牛黄清胃丸。

（3）脾虚胃热证：辛开苦降。半夏泻心汤加减，半夏、黄芩、黄连、党参、干姜、甘草等。中成药可选用麻仁润肠丸等。

（4）上热下寒证：清上温下。乌梅丸加减，乌梅、黄连、黄柏、干姜、川椒、附子、当归、肉桂、党参等。中成药可选用乌梅丸。

（5）阴虚火旺证：滋阴降火。知柏地黄丸、白虎汤加减，知母、黄柏、山萸肉、牡丹皮、山药、石膏、粳米、甘草、天花粉、黄连、生地黄等。中成药可选用知柏地黄丸等。

（6）气阴两虚证：益气养阴。参芪麦味地黄汤加减，人参、黄芪、麦冬、五味子、熟地黄、山药、茯苓、牡丹皮、泽泻、山茱萸等。中成药可选用十味玉泉丸、渴乐宁等。

（7）阴阳两虚证：阴阳双补。偏阴虚，左归丸加减；偏阳虚，右归丸加减。桂枝、附子、熟地黄、山萸肉、山药、茯苓、牡丹皮、泽泻、枸杞子、甘草、杜仲、菟丝子、肉桂、当归、鹿角胶等。中成药可选用六味地黄丸、金匮肾气丸等。

2. 兼证

（1）瘀证：活血化瘀。桃红四物汤加减，地黄、川芎、白芍、当归、桃仁、红花等。中成药可选用糖脉康颗粒、木丹颗粒等。

（2）痰证：行气化痰。二陈汤加减。偏痰热者，黄连温胆汤加减，半夏、陈皮、茯苓、甘草、枳实、竹茹、黄连、大枣等。中成药可选用二陈丸等。

（3）湿证：健脾燥湿。三仁汤加减，杏仁、蔻仁、薏苡仁、厚朴、半夏、通草、滑石、竹叶、白茅根等。中成药可选用参苓白术丸等。

（4）浊证：消膏降浊。大黄黄连泻心汤加减，大黄、黄连、枳实、石膏、葛根、神曲、山楂、威灵仙等。中成药可选用加味保和丸等。

（二）并发症用药加减

糖尿病可以导致多种并发症，包括神经病变、血管病变、精神病变等。神经病变如周围神经病变、胃轻瘫、神经源性膀胱等；血管病变又包括微血管病变和大血管病变，其中糖尿病肾病、糖尿病眼底病变均属于微血管病变，糖尿病心脏病、脑血管病、糖尿病足属于大血管病变。以上并发症的中西医综合治疗参见本书相关章节。

（三）现代医学对于中医药治疗糖尿病的研究

现代研究证实，多种中药具有降低血糖的作用。如黄芪中的黄芪多糖、皂苷、黄酮类成分，具有降低血糖、减轻体重、改善胰岛素抵抗的功效；黄连提取物黄连素具有降低血糖的作用；还有天花粉、人参等多种中药均具有确切的降糖疗效。

（四）名老中医治疗糖尿病

1. 施今墨善用药对治疗糖尿病[5]

（1）玄参配苍术：病机属于脾失健运，郁火内蕴。治法着眼于恢复中焦脾胃升降。苍术，味苦、辛，性温，入脾、胃经，芳香醒脾化湿。施今墨认为本品有"敛脾精，止漏浊"之功效。玄参，味甘、苦、咸，性微寒，入肺、胃、肾经，具有清胃热、降胃浊的功效。消渴之初，其本乃气、血、津液不归正化，或停滞为痰、为瘀，脾胃为中焦气机升降之枢纽，脾胃运化功能正常，气、血津液生化充足，苍术配玄参，正所谓"太阴湿土得阳始运，阳明燥土得阴自安"。故施今墨以苍术配玄参恢复脾胃气机功能。

（2）黄芪配山药：病机属于脾肾不足，中气不升，固摄失权，精微下泄。其治法着眼于益脾固肾，施今墨多用于尿糖严重的患者。黄芪，味甘，性平微温，入肺、脾、肾、三焦经，生黄芪具有生发之性，用于治疗中气下陷。山药，味甘，性平，入肺、脾、肾、胃经，具有补脾胃、补肾固精的功效。消渴伤中，中气不足，下焦元气不固，致使尿糖增多。施今墨用此对药，尿糖减少或消失。

（3）葛根配丹参：病机为气阴两伤，气滞血瘀；补益气血阴阳治本，辅以活血化瘀治标。葛根，味甘、辛，性平，入脾、胃经，升发清阳，治疗消渴病之口干。丹参，味苦、辛，性微寒，入心、心包、肝经，性平，入血分，具有活血化瘀的功效。消渴病久，产生瘀血，用于糖尿病伴有瘀血阻滞者。

2. 祝谌予治疗糖尿病[6]　糖尿病在临床当中可分为阴虚、阴阳两虚、气阴两虚及血瘀等证型，但以气阴两虚型为最多见。症见少气乏力，自汗口干，常用四对药，除上述 3 对外，加生地配熟地。阴虚型，一贯煎为主方；阴阳两虚型，以桂附八味丸为主方；血瘀型，自拟方药木香、当归、赤芍、白芍、川芎、益母草。加减：燥热或烘热，加黄芩、黄连；渴饮，加知母、石膏；渴饮无度，加浮萍 30g 以解渴；多食，加生熟地各 30g、玉竹 15g；全身瘙痒，加白蒺藜、地肤子；腰痛，加鸡血藤、桑寄生；足跟疼，加青黛、木瓜；血压高，加夏枯草。

（五）膏方调理糖尿病

膏方是中医学五大剂型（汤、散、膏、丹、丸）之一，属于内服膏剂，多有滋补效果，多用于慢性病的防治。由于慢性病多病情复杂，非单一证型可涵盖，其辨证论治以气虚、血虚、阴虚、阳虚为基本证候，临床中可以两种、甚至多种证型兼夹。故膏方用药的药味较多，常常一副膏方二十几味甚至几十味药物。务必根据个体差异，辨病辨证后配方，一人一方，量体用药。

1. 基本证候辨证论治

（1）气虚证

症状：气短声低，少气懒言，精神疲惫，体倦乏力，脉虚，舌质淡嫩，或有头晕目眩，自汗，动则诸症加重。

用药：人参、黄芪、茯苓、白术、党参、山药、炙甘草、五味子等。

（2）血虚证

症状：面色无华，目涩且糊，爪甲不荣，肢体麻木，心悸怔忡，失眠多梦，健忘眩晕耳鸣，女子月经量少色淡或经闭，舌淡，脉细弱。

用药：当归、熟地黄、川芎、黄芪、白芍、阿胶、枸杞、何首乌等。

（3）阴虚证

症状：形体瘦弱，头晕耳鸣，少寐健忘，腰酸腿软，或有遗精，颧红唇赤，潮热盗汗，腰脊酸痛，虚烦不寐，阳盛梦遗，口干咽痛，小便黄，大便秘，舌红少苔，脉细。

用药：麦冬、沙参、龟甲、枸杞、生地黄、熟地黄、天门冬、百合、石斛、鳖甲胶、龟甲胶、山茱萸、白芍药等。

（4）阳虚证

症状：面色苍白，畏寒肢冷，神疲蜷卧，自汗，夏日仍厚衣重裘，大便溏泄，小便清长，舌淡胖，脉沉迟无力或脉微等。

用药：鹿角胶、鹿茸、杜仲、蛤蚧、核桃仁、附子、肉桂、肉苁蓉、巴戟天、淫羊藿、续断、补骨脂、益智仁、菟丝子、仙茅等。

2. 注意事项

（1）顾护胃气。在开膏方之前一般要用"开路方"，即服几剂中药汤药，观察服用反应，同时调护脾胃。

（2）膏方中多应用饴糖、蜂蜜等药物，但糖尿病患者不宜使用这类膏方，可换用木糖醇、阿斯巴甜等甜味剂来矫正口味。但是因其是化学合成品，用量不宜过多。

五、非药物治疗

1. 饮食治疗　膳食与药膳调配，尽可能基于中医食物性味理论，进行药膳饮食治疗。合理计算每日总热量，均衡摄入各种营养物质。

注意：糖尿病患者加餐，是指在总热量不变的基础上分餐，即少食多餐，而不是额外增加能量。尤其是碳水化合物，要严格控制。

2. 运动治疗　选择适合自己的运动，持之以恒；视网膜病变患者，不举重、不潜水、头不低于腰；注意足部护理，检查鞋内有无异物，检查足部有无异常；运动量较大时需额外补充食物或调整药物，避免发生低血糖。

以上两点详见糖尿病监测、膳食及运动篇章。

3. 针灸疗法[4] 可根据病情选择体针、耳针、穴位贴敷等辨证论治。

（1）阴虚火旺证：鱼际、太渊、心俞、肺俞、脾俞、玉液、金津、承浆。

（2）气阴两虚证：内庭、三阴交、脾俞、胃俞、中脘、足三里。

（3）阴阳两虚证：太溪、太冲、肝俞、脾俞、肾俞、足三里、关元。

4. 气功疗法 可根据病情选择八段锦、五禽戏、丹田呼吸法等。可配合中医心理治疗、中医音乐治疗等。

六、护 理

糖尿病到目前为止，仍是终身疾病，自我血糖管理非常重要，包括糖尿病教育、饮食、运动、心理等多个方面。糖尿病的日常护理也十分重要，包括日常降糖药物的使用、胰岛素的使用和糖尿病不同并发症的相应护理，内容繁多，将在本书第三部分专篇进行论述。

（苗桂珍 陈子洋）

• 参考文献 •

［1］张伯臾. 中医内科学［M］. 上海：上海科学技术出版社，1985：249.

［2］中华中医药学会. 糖尿病中医防治指南［M］. 北京：中国中医药出版社，2007.

［3］中华医学会糖尿病学分会. 中国 2 型糖尿病防治指南［M］. 北京：
北京大学医学出版社，2007.

［4］国家中医药管理局医政司. 22 个专业 95 个病种中医诊疗方案（合
订本）［M］. 北京：中国中医药出版社，2010.

［5］李智，齐铮. 从施今墨药对浅析消渴病病机［J］. 北京中医药，
2012，31（1）：28-29.

［6］朱世增. 祝谌予论糖尿病［M］. 上海：上海中医药大学出版
社，2009.

第六节　糖尿病健康教育

　　随着我国社会的发展，社会结构、生活方式已经发生了巨大的变化，城市化、老龄化已经成为了当今社会不可忽视的问题，我国的疾病谱也发生了翻天覆地的变化，以往严重危害人类健康的传染病已退居次席，取而代之的是以糖尿病为代表的慢性疾病，它们正以自己所特有的方式，危害着人类的健康。2010 年，中国国家疾病控制中心和中华医学会内分泌学分会调查了中国 18 岁以上人群糖尿病的患病情况，在应用世界卫生组织（WHO）1999 年的诊断标准情况下显示我国糖尿病患病率为 9.7%，再次证实了我国可能已经成为了世界上糖尿病患病人数最多的国家。若同时以糖化血红蛋白（HbA1c）≥6.5% 作为糖尿病诊断标准则其患病率为 11.6%。以上这些数据足以证明糖尿病流行情况在我国有多么严峻。众所周知，糖尿病是一种慢性疾病，在血浆葡萄糖水平增高的基础上，还会发生涉及多

个组织器官的慢性并发症。随着我国糖尿病发病率和患病率的上升，各种糖尿病并发症的发病率及患病率也显著上升，尤其是糖尿病性周围神经病变。糖尿病患者在被诊断后10年内常有明显的临床糖尿病神经病变发生，由于缺乏统一的诊断标准和检测方法，其患病率有较大差异，在10%～96%，但基于我国庞大的糖尿病患者人数，我们仍可以认为我国糖尿病性周围神经病变患者群体相当庞大。

一、糖尿病教育的目的

1. 糖尿病教育是一种治疗性的干预措施，是任何一个糖尿病治疗体系中的重要环节之一。糖尿病教育的主要目的是将高质量的治疗性教育措施整合到糖尿病整体治疗中去，通过使患者了解认识糖尿病，从而消除患者对疾病的恐惧感，并使患者终生受益。其目的是增加社会对糖尿病的认识，普及糖尿病相关知识，预防糖尿病的发生发展，并降低社会对患者的歧视，降低个人与社会由糖尿病带来的相关经济负担，提供工作框架以建立或进一步改善糖尿病服务体系，以使糖尿病患者能够正确深刻地认识糖尿病来维护和改善他们自身的健康水平。因此，通过糖尿病教育应达到如下预期效果：增加患者糖尿病知识，消除对疾病的恐惧感，端正患者对疾病的态度，建立患者关于血糖自我监测的意识，掌握运动饮食控制的相关技能，改变糖尿病患者行为态度，以进一步改善其机体代谢状态和提高患者的生活质量，从而降低糖尿病并发症的发生概率或预防糖尿病并发症的发生与进展，帮助糖尿病患者正常参与到社会生活当中，健全糖尿病患者的社会功能，消除其心理负担，为延缓疾病的发展打下坚实基础。

2. 我国糖尿病患者群体庞大，但由于政策等因素的限制，糖尿病患者住院时间短，许多患者住院时在医师护士的督促下，可以在住院期间保持血糖水平的稳定，但由于糖尿病知识的匮乏和不良生活习惯的影响，许多患者在出院后血糖水平常常出现波动，且由于时间及空间的限制，医务工作者不可能随时督促患者改善不良的生活习惯，故而对糖尿病患者的教育极为重要，尤其对于我国这种糖尿病患者人数众多的国家来说，普及糖尿病知识，帮助患者建立良好的生活习惯，进而改善糖尿病患者的血糖水平，并可以起到宣传预防糖尿病的作用。糖尿病教育并不应局限于医院，更应该向社区以及糖尿病患者的家庭延伸，在空间和时间上均应保持一定的连续性。有研究发现[1]，我国糖尿病患者对糖尿病基本知识、检查治疗及自我护理知识普遍缺乏了解，有 47.9% 的新诊断糖尿病患者从未接受过糖尿病教育；曾接受过糖尿病教育者占 60.3%。老年糖尿病患者接受过糖尿病教育者仅占 28%，87%的患者不了解如何正确使用降糖药物及如何避免其副作用，60%的患者不控制饮食，72%的患者不会自我监测血糖、尿糖，92%的患者不了解如何适度活动，病程中 34%的患者发生过低血糖，88.4%的患者愿意积极配合治疗糖尿病，90.7%的患者认为接受糖尿病知识教育非常必要。由此说明两个问题：第一，我国糖尿病患者的糖尿病相关知识极其匮乏，进行广泛性、普及性的糖尿病教育迫在眉睫；第二，绝大多数糖尿病患者渴望接受全面而系统的指导，从而有效控制糖尿病及其相关并发症的发生、发展。

二、糖尿病教育的科室前期准备

1. 糖尿病教育是一个计划性很强的教育体系，它可以使糖尿病患者能够更好地学习和成功应用糖尿病相关知识、技能，从而改善自身对糖尿病的态度、行为，这些对患者的预后是至关重要的。此外，糖尿病教育是由有资质的糖尿病教育者提供权威意见的实践活动，它必须是公正的、可执行的、个体化的。这就需要有一个专门的糖尿病教育机构或组织来管理、组织和监督糖尿病教育活动，培养一支具有专业素养的糖尿病教育队伍。糖尿病教育组织的定义包括了一组不同的医疗学科小组或医疗团队，其主要成员为临床医师、教育工作者、咨询会诊医师、医疗管理协调人、提倡者、领导人，此外，还包括了糖尿病相关的科学研究、管理、教育，与其他医疗机构的咨询会诊以及工作中的各种关系。同时，糖尿病教育组织的范畴还扩展到其他对糖尿病领域非专长的医疗专业和机构，以及更广泛的社会团体，这些为他们提供的专业性的教学、标准、信息以及临床护理，对促进糖尿病医疗护理的发展是极其重要和必需的。

2. 加强对医护人员的糖尿病教育培训，包括专业知识和讲授技巧，可组织负责糖尿病专业培训的人员赴欧美糖尿病教育较为系统完善的医疗中心学习先进经验，学习他们的互动技巧、讲授技巧，以及组织管理经验。

3. 成立专业的糖尿病治疗教育小组，组成成员并不局限于糖尿病内分泌医师及护士，还应该包括糖尿病并发症相关科室的医师，包括眼科、肾病科、周围血管科、心内科等科室的医师，组织这些相关科室定期为糖尿病患者讲解糖尿病并发症的预防和治疗理念。

4. 编写适宜糖尿病患者知识水平的读本、教材，内容可包括糖尿病的基础知识、病因病机，容易导致糖尿病的不良生活习惯，糖尿病的易感人群，糖尿病的预防，糖尿病患者常用的药物及胰岛素，糖尿病低血糖症的紧急处理，糖尿病患者的饮食指导，糖尿病患者的运动疗法，糖尿病并发症的早期发现及防治等多个部分，面向广大糖尿病患者普及糖尿病知识，做到人手一本。读本、教材应做到通俗易懂，尽量不用专业词汇、生僻词汇，用生活中的语言向患者生动而又形象地描述疾病的各方面知识。读本、教材的体积和内容不宜过多，应简明扼要，使患者能够随时随地阅读，利用碎片化的时间学习糖尿病知识，便于患者多次翻阅，并加以强化记忆，使患者将一些关于糖尿病的基本常识牢记心中。

三、糖尿病教育的实施环节

糖尿病教育的实施环节应遵循门诊-住院-家庭教育的模式。糖尿病教育不应该局限于一时一地，而应该贯穿糖尿病患者的一生。

1. 门诊教育 糖尿病教育依据门诊糖尿病患者与医师的时间进行课程安排，以集体讲授与双向互动形式对门诊糖尿病患者以及患者家属进行系统的糖尿病知识教育。可依据具体时间安排每周1次课，每次讲授时间约1小时，对当堂课所讲授的知识进行提问、讨论，以巩固教学效果。在医师教授知识的同时可以在门诊设立专职的糖尿病教育护士对患者实施个体化、精细化的糖尿病教育，利用碎片化的时间进行讲授。设立糖尿病教育中心，有计划地开展系统的个体化糖尿病教育项目，长期随访患者以了解教育、干预效果，随时改进教育模式，更新教育内容。

2. 住院教育 可以由医师或护士在糖尿病教育室对住院患者及家属进行系统的糖尿病知识培训教育，可在患者住院期间视时间情况安排2~4次糖尿病教育，每次约1小时，并安排提问与讨论，巩固讲授效果。单个教育：依据患者的个体化情况由住院部专职糖尿病教育护士对患者进行个体化教育指导，检验其效果，再给予强化教育，每位患者住院期间接受3~4次的一对一指导，鼓励有学习能力的患者学习糖尿病相关书籍，并可就不清楚的问题向医护人员提问，并与糖尿病专职教育护士讨论。

3. 出院后教育　在门诊和病房设立糖尿病教育中心并设立糖尿病热线咨询电话，在固定的时间指定糖尿病教育小组成员轮流参加值班，接听患者及家属电话，解答患者的问题，并为出院患者及门诊患者提供教育咨询服务，鼓励住院患者的陪护家属参加住院时的糖尿病教育，了解掌握糖尿病知识，并在住院患者出院后持续监督、督促患者建立良好的生活习惯，以控制血糖水平，减缓并发症的发生。出院后的糖尿病教育是对门诊及住院时的糖尿病教育的延伸，应该加以重视。

4. 在门诊及病房设立糖尿病教育的场所　可以在门诊糖尿病教育中心及病房建立糖尿病教育室，供糖尿病患者集体上课时使用，并在糖尿病教室内制作糖尿病知识宣传展板，配备电视机、幻灯机及食物模型、标本等教具供教学。

四、糖尿病教育的组成部分及内容

现代综合治疗糖尿病的措施包括教育、饮食控制、运动疗法、降糖药物及自我监测 5 项内容。可见，糖尿病教育已成为综合治疗中不可缺少的重要组成部分[2]。我国糖尿病患者的疾病相关知识主要来自于临床医师[3]，少部分来自于护理人员和营养师等，这一结果说明，临床医师在糖尿病教育中的作用较为明显，而营养师和护理人员的作用还需进一步加强。糖尿病的治疗，不仅仅只有药物治疗一个环节，还包括饮食指导与运动控制，以及糖尿病药物知识及疾病本身知识的普及。我国糖尿病教育目前的主要组成有如下几部分：

1. 对患者糖尿病基础知识的普及和讲解，可以使患者有效初步认识糖尿病的病因、病机、危害、预后及糖尿病的基本治疗手段，使患者做到对疾病心中有数，消除患者对糖尿病的恐惧心理，建立正确对待疾病的态度，减少患者的盲目、无效治疗，节约医疗资源，减轻患者的心理负担。

2. 对治疗糖尿病药物、胰岛素的讲解介绍，可使患者初步了解糖尿病治疗药物的原理、功效及副作用，做到对药物心中有数，并能依据自身患病情况理解医护人员对治疗方案的选择。了解如何合理使用药物，规避糖尿病药物对重要器官的副作用。

3. 良好的生活习惯及饮食控制。对糖尿病患者普及生活习惯及饮食控制十分必要，良好的生活习惯、饮食控制，可以控制患者体重，将血糖控制在合理范围内，减少并发症的发生。

4. 识别和处理低血糖及低血糖症状。由于患者自身不良生活习惯、药物使用不当，以及患者个体因素等原因，糖尿病患者的低血糖发生并不罕见，如何使患者准确地在低血糖发生早期发现并意识到低血糖是教育的关键。

5. 并发症的防治。教育患者意识到持续的血糖控制不良对心、脑、肾等重要脏器的损害，教会患者如何管理好血糖水平，预防并延缓并发症的形成。

6. 血糖的自我监测与管理。血糖的自我监测与管理也是糖尿病教育的一项重要内容。血糖的定期监测可以帮助糖尿病患者了解近一段时间的治疗效果，并可以反映出一段时间内的血糖波动水平，并以此为依据帮助医师决定用药是否需要调整。定期的血糖监测，还可以帮助患者了解自己的血糖水平，以此来决定是否加大或减少运动量，或者是否需要改善生活方式。

7. 心理指导。当今社会，生活节奏快，社会压力大，患有糖尿病这种慢性疾病会对患者造成极大的心理冲击，带来恐慌，反过来心理障碍又会对疾病产生负面影响，加剧疾病的发展，所以对糖尿病患者的心理治疗与辅导是极其重要的，可以帮助他们了解糖尿病、认识糖尿病，消除对疾病的恐慌，以一个积极乐观的心态面对疾病，这对疾病的预后大有裨益。

五、我国糖尿病教育的现状及不足

目前认为糖尿病教育存在的普遍问题[4]：①糖尿病教育者缺口巨大，不能满足庞大的糖尿病患者的教育需求。糖尿病教育在空间上的分布也极不均衡，尤其在少数民族地区和偏远地区，糖尿病患者受教育的机会更少，一些未经资格认定的不具备相关资质的教员参与糖尿病教育，影响了教育效果。②糖尿病教育效果评价体系尚未形成，影响了对糖尿病课程效果的评估，现有效果研究多局限在提高糖尿病患者的知识水平，改善代谢控制及心理、社会功能等方面，对教育后行为改变及相关疾病风险变化研究较少。③糖尿病教育空间时间延续性上的问题尚未解决，具体体现在糖尿病教育后短期效果较明显，远期效果不佳。我国糖尿病教育还处于大规模教育阶段，精细化多学科小组教育只在少数糖尿病中心开展，糖尿病教育者严重缺乏。今后我国糖尿病教育的发展，应从教育者的资格资质抓起，首先设立糖尿病教育者资质认定委员会，通过相关考试授予资格认定证书，规范糖尿病教育，加强对社区保健医师的培训，实现教育资源共享，壮大教育者队伍，解决教育者与患者人数上的不对等，糖尿病教育组织制定统一的糖尿病教育计划，并在全国推行，严格按随机对照的试验设计原则开展糖尿病教育的效果评价研究，为以后糖尿病教育的发展提供方向和依据。

（孙威帅）

·参考文献·

[1] 范丽凤，朱筠茵，张小群，等. 糖尿病患者对疾病知识了解状况调查［J］. 实用护理杂志，1999，15（3）：52-54.

[2] 范丽凤，陆菊明，田慧，等. 全程糖尿病教育模式的构建、组织与管理［J］. 现代护理，2005，11（8）：575-579.

[3] 杨事欣. 分析我国糖尿病教育的现状以及存在的问题［J］. 中国医药指南，2013，11（22）：398.

[4] 方媚媚，王琳，朱德增. 糖尿病教育的现状及展望［J］. 现代预防医学，2008，35（8）：1503-1505.

第七节 糖尿病的控制和监测

一、高危人群的糖尿病筛查

糖尿病的一级预防应按照高危人群和普通人群的不同进行分级管理。由于我国人口众多，在全人群中通过血糖检测筛查糖尿病前期患者或系统性发现其他高危人群不具有可行性，所以高危人群的发现主要依靠机会性筛查（如在健康体检中或在进行其他疾病的诊疗时）。糖尿病筛查有助于早期发现糖尿病，提高糖尿病及其并发症的防治水平。因此，在条件允许时，可针对高危人群进行糖尿病筛查。

成年人中糖尿病高危人群的定义[1]：在成年人（>18岁）中，具有下列任何一个及以上的糖尿病危险因素者：

1. 年龄≥40岁。

2. 有糖调节受损史。

3. 超重（BMI≥$24kg/m^2$）或肥胖（BMI≥$28kg/m^2$）和（或）中心性肥胖（男性腰围≥90cm，女性腰围≥85cm）。

4. 静坐生活方式。

5. 一级亲属中有2型糖尿病家族史。

6. 有巨大儿（出生体重≥4kg）生产史或妊娠糖尿病史的妇女。

7. 高血压。

二、控制目标

糖尿病理想的综合控制目标视患者的年龄、合并症、并发症等不同而异。治疗未能达标不应视为治疗失败，控制指标的任何改变对患者均有好处，将会降低相关危险因素引发并发症的风险，如 HbA1c 水平的降低与糖尿病患者微血管并发症及神经病变的减少密切相关。制订综合控制目标的首要原则是个体化。具体见表 7-1。

表 7-1 2013 年中国糖尿病防治指南提出的综合控制目标[2]

指标		目标值
血糖 （mmo/l）	空腹	4.4~7.0
	非空腹	<11.1
HbA1c （%）		<7.0
血压 （mmHg）		<140/80
TC （mmol/l）		<4.5
HDL-C （mmol/l）	男性	>1.0
	女性	>1.3
TG （mmol/l）		<1.5
LDL-C （mmol/l）	未合并冠心病	<2.6
	合并冠心病	<1.8
体重指数 （BMI，kg/m^2）		<24.0
尿蛋白/肌酐比值 （mg/mmol）	男性	<2.5 （22.0mg/g）
	女性	<3.5 （31.0mg/g）
主动有氧活动 （分钟/周）		≥150

三、糖尿病初诊和随诊简要方案

（一）初诊

1. 为确定个体化的治疗目标，初诊时要详细询问糖尿病及其并发症的临床症状、了解糖尿病的家族史。对已经诊断的糖尿病患者，复习以往的治疗方案和血糖控制情况，并进行以下体格检查和化验检查。

（1）体格检查：身高、体重、计算 BMI、腰围、血压和足背动脉搏动。

（2）化验检查：空腹血糖、餐后血糖、HbA1c、总胆固醇（TC）、甘油三酯（TG）、低密度脂蛋白胆固醇（LDL-C）、高密度脂蛋白胆固醇（HDL-C）、尿常规、肝功能、肾功能。1 型糖尿病、血脂异常和年龄 >50 岁的妇女测定血清促甲状腺素（TSH）。

（3）特殊检查：眼底检查、心电图和神经病变相关检查。若条件允许，应检测尿白蛋白和尿肌酐。

2. 制订最初需要达到的目标及应该采取的措施 综合患者的年龄、心血管疾病史等情况，确定个体化血糖控制的最初目标。帮助患者制订饮食和运动的方案，肥胖者确定减轻体重的目标。建议患者戒烟、限酒。根据患者的具体病情，给予合理的降糖药物并指导药物的使用。教育患者进行自我血糖监测如血糖测定的时间和频度，并做好记录。告诉患者下次随诊的时间及注意事项。

3. 糖尿病初诊评估的内容

（1）病史

A. 年龄、起病特点［如有无糖尿病症状、酮症、糖尿病酮症酸中毒（DKA）］。

B. 饮食、运动习惯、营养状况、体重变化；儿童和青少年要了解生长发育情况。

C. 是否接受过糖尿病教育。

D. 复习以往的治疗方案和治疗效果（如 HbA1c 记录）、目前治疗情况（包括药物、药物治疗的依从性及所存在的障碍）、饮食和运动的方案以及改变生活方式的意愿。

E. 血糖监测的结果和患者对数据的分析使用情况。

F. DKA 发生史：发生频率、严重程度和原因。

G. 低血糖发生史：发生频率、严重程度和原因。

H. 糖尿病相关并发症和合并症史。

I. 微血管并发症：糖尿病性视网膜病变、糖尿病肾病。

J. 神经并发症：感觉性包括足部损伤；自主神经性包括性功能异常和胃轻瘫等。

K. 大血管并发症：心血管病、脑血管病、外周动脉疾病。

L. 合并症：高血压、血脂异常、高尿酸血症等。

M. 其他：心理问题、口腔疾病。

（2）体格检查：身高、体重、BMI，腰围，血压，眼底检查，甲状腺触诊，皮肤检查（黑棘皮、胰岛素注射部位），详细的足部检查（望诊、足背动脉和胫后动脉搏动触诊、膝反射、震动觉、痛觉、温度觉和单尼龙丝触觉）。

（3）实验室检测

A. HbA1c，如果没有 2～3 个月内的结果，需要测定。

B. 在 1 年之内没有如下结果，需要测定血脂谱，包括总胆固醇、LDL-C、HDL-C 和甘油三酯、肝功能、尿常规、尿白蛋白和尿肌酐，并计算比值、血清肌酐和计算的肾小球滤过率（GFR），1 型糖尿病、血脂异常和年龄 >50 岁的妇女需测定血清 TSH。

（二）随诊

查看患者血糖记录手册，分析化验结果如空腹血糖和餐后血糖、HbA1c。讨论饮食及运动方案的实施情况，询问药物的使用剂量、方法及副作用。确定下一步要达到的目标和下一步治疗方案。对于血糖控制平稳并达标的患者建议每年测定 2 次 HbA1c；对于治疗方案改变或血糖控制未能达标的患者，建议每季度测定 1 次 HbA1c。

对于高血压患者每次随访都要测定血压，根据血压水平调整治疗方案，同时要注意降压药的副作用。

（三）糖尿病患者应定期检查以下项目

1. 每周一套血糖　包括空腹血糖、三餐后 2 小时血糖、睡前血糖。

2. 每月一次的项目　测体重、血压、腰围/臀围、足部检查、回顾血糖监测记录、回顾/调整治疗方案、回顾自我监测技能及饮食、运动情况、戒烟建议。

3. 每季度一次的项目 HbA1c。

4. 每半年一次的项目 空腹血脂、血肌酐、肝功能、尿蛋白和尿微量白蛋白检查，眼科、口腔科检查，足部检查。

5. 定期检查项目 心电图、胸片、胰岛素释放试验。

四、血糖监测

（一）血糖监测的定义

血糖监测也就是对血糖值的定期检查。实施血糖监测可以更好地掌控糖尿病患者的血糖变化，对生活规律、活动、运动、饮食以及合理用药都具有重要的指导意义，并可以帮助患者随时发现问题，及时到医院就医。血糖监测分为糖化血红蛋白（HbA1c）的监测以及自我血糖监测。

HbA1c是评价长期血糖控制的金指标，也是指导临床调整治疗方案的重要依据。标准检测方法下的HbA1c正常值为4%~6%，在治疗之初建议每3个月检测1次，一旦达到治疗目标可每6个月检查1次。对于患有贫血和血红蛋白异常疾病的患者，HbA1c的检测结果是不可靠的，可用血糖、糖化血清白蛋白或糖化血清蛋白来评价血糖的控制。

自我血糖监测指糖尿病患者在家中开展的血糖检

测，用于了解血糖的控制水平和波动情况。这是调整血糖达标的重要措施，也是减少低血糖风险的重要手段。自我血糖监测只有真正成为糖尿病管理方案的一部分时才会发挥作用。采用便携式血糖仪进行毛细血管血糖检测是最常用的方法，但如条件所限不能检测血糖，尿糖的检测包括尿糖定量检测也是有帮助的[2]。

开始自我血糖监测前应由医师或护士对糖尿病患者进行监测技术和监测方法的指导，包括如何测血糖、何时监测、监测频率和如何记录监测结果。医师或糖尿病管理小组每年应检查 1~2 次患者自我血糖监测技术和校准血糖仪，尤其是自我血糖监测结果与 HbA1c 或临床情况不符时。

（二）血糖监测的意义

血糖值表示法有两种单位，一种是毫克/分升（mg/dl），为旧制单位；另一种为毫摩尔/升（mmol/L），为新制单位。现虽提倡用新制单位，但旧制单位仍在一定范围使用。所以，知道二者之间如何转换就很必要了。两种单位的换算公式为：$mg/dl \div 18 = mmol/L$；$mmol/L \times 18 = mg/dl$。比如：$120mg/dl$ 换算成以 $mmol/L$ 为单位的数值时，需除以 18，即 $120mg/dl \div 18 = 6.67mmol/L$；$6.67mmol/L$ 换算成以 mg/dl 为单位的数值时，需乘以 18，即 $6.67mmol/L \times 18 = 120mg/dl$。

1. 实施血糖监测可以更好地掌控自身的血糖变化，对生活规律、活动、运动、饮食以及合理用药都具有重要的指导意义，并可以帮助患者随时发现问题，及时到医院就医。

2. 血糖监测的结果可用来反映饮食控制、运动治疗和药物治疗的结果，并指导对治疗方案的调整，改善治疗状况。

3. 实时血糖检测可以降低糖尿病并发症的风险。

4. 良好的血糖控制可以提高患者的生活质量，改善身体状况。

自我血糖监测适用于所有糖尿病患者。但对于某些特殊患者更要注意加强血糖监测，如妊娠期接受胰岛素治疗的患者，血糖控制标准更严，为了使血糖达标，同时减少低血糖的发生，这些患者进行自我血糖监测更重要，应该增加监测频率。而对于那些没有使用胰岛素治疗的患者采用定期结构化的血糖监测，监测次数可相对减少。

（三）监测血糖的时间

1. 每天监测4次　三餐前、睡前。

2. 每天监测7次　三餐前、餐后2小时、睡前，必要时下半夜还要再测1次。

出现低血糖要马上采取措施（喝适量的糖水、进食糖块、进食饼干等，处理后15分钟应复测血糖）。

出现高血糖并采取措施（注射适量胰岛素等），1.5小时后复测血糖。

3. 身体出现不适时也要及时监测。

（四）不同时间段监测血糖的意义

1. 空腹血糖　主要反映在基础状态下（最后一次

进食后 8 ~ 10 小时）没有饮食负荷时的血糖水平，是糖尿病诊断的重要依据。

2. 餐后 2 小时的血糖　反映胰岛 B 细胞储备功能的重要指标，即进食后食物刺激 B 细胞分泌胰岛素的能力。测餐后 2 小时的血糖能发现可能存在的餐后高血糖，能较好地反映进食与使用降糖药是否合适，这是空腹血糖不能反映的。

3. 睡前血糖　反映胰岛 B 细胞对进食晚餐后高血糖的控制能力，是指导夜间用药或注射胰岛素剂量的依据。

4. 随机血糖　可以了解机体在特殊情况下对血糖的影响，如进餐的多少、饮酒、劳累、生病、情绪变化、月经期等。

（五）监测血糖的频率

1. 刚刚被诊断为糖尿病，接受胰岛素治疗或正在使用胰岛素泵的患者，每天监测 4 ~ 7 次。

2. 1 型糖尿病患者空腹血糖 > 12mmol/L，每天监测 4 ~ 7 次。

3. 2 型糖尿病患者空腹血糖 > 16.2mmol/L，每天监测 4 次。

4. 反复出现低血糖，妊娠或打算妊娠时，调整胰岛素的用量时，要及时监测血糖。

（六）哪些糖尿病患者适宜自我监测血糖

服用口服降糖药的患者，实行胰岛素强化治疗的患者，全部用胰岛素治疗的患者，不稳定糖尿病患者，反复出现低血糖和酮症的患者，妊娠糖尿病的患者，肥胖患者。

（七）血糖监测的注意事项

1. 医师或糖尿病教育者应每年检查 1 ~ 2 次患者的自我监测技术，尤其当自我监测结果与糖化血红蛋白或临床情况不相符时，必须检查其监测技术的质量控制情况（包括对照静脉血浆葡萄糖水平监测和与医院血糖监测的一致性）。

2. 血浆葡萄糖水平比全血葡萄糖水平高 10% ~ 15%，在解释血糖水平时应注意所采用的仪器是检测的血浆葡萄糖还是全血葡萄糖。

3. 患者应做好血糖监测日记，包括血糖测定时间、血糖值、进餐时间及进餐量、运动时间及运动量、用药量及时间，以及一些特殊事件的记录。

（八）立即测血糖的 10 种情况

1. 出现饥饿感　许多患者认为，有饥饿感就是低血糖。其实有些患者由于存在胰岛素抵抗，自身血糖很高但不能被身体利用，也会产生饥饿感。因此，觉得特别饿，一定要查血糖，以避免盲目施治。

2. 口渴　口渴是高血糖的症状之一，因此在喝水前最好搞清楚，到底是因为血糖高还是因为体内缺水。

3. 疲劳　血糖波动时，患者易感疲劳。所以，如果觉得全身没劲，应测一下血糖，采取相应措施。

4. 开车　患者在高血糖或低血糖时开车都是很危险的。如果血糖过低，你可以先吃点糖，15 分钟后再检测一下，确认正常后再上路。如果测出来血糖过高，最好请别人开车。

5. 睡得特别死 有些患者睡得特别死，血糖高、低都不能把他们弄醒。对这些患者来说，如果血糖近期不稳定，最好上床前测一下，上闹钟半夜起来再测1次。

6. 脾气变大 低血糖的症状包括易怒、焦虑、颤抖、心慌、出汗、饥饿等，每个人的感觉不一样，因此出现情绪变糟时，也许该测血糖了。

7. 压力骤增 家庭变故、工作压力会使血糖水平升高，如果压力来源持续存在，需要频测血糖。

8. 忙碌 忙碌本身会让血糖升高，另外也容易让人忘记测血糖，甚至忘记吃饭。因此，忙的时候不妨用闹钟或便条来提醒自己测血糖。

9. 锻炼 运动会使血糖短暂升高，接下来又能降低血糖。应该咨询医师，看看运动前可以接受的血糖是多少。锻炼时要把应急的甜食和手机、血糖仪带在身边。

10. 感觉任何不适 糖尿病患者应该对身体的暗示保持敏感，出现任何不适都要尽快测血糖。

五、尿糖的自我监测

虽然自我血糖监测是最理想的血糖监测手段，但有时受条件所限无法测血糖时，也可以采用尿糖测定来进行自我监测。尿糖的控制目标是任何时间尿糖均为阴性，但是尿糖监测对发现低血糖没有帮助。特殊情况下，如肾糖阈增高（如老年人）或降低（妊娠）时，尿糖监测对治疗的指导作用不大。

（金 健）

· 参考文献 ·

[1] 中华医学会糖尿病学分会. 中国 2 型糖尿病防治指南 [M]. 北京：北京大学医学出版社，2013.

[2] 中华医学会糖尿病学分会. 中国 2 型糖尿病防治指南（2013 年版）[J]. 中华糖尿病杂志，2014，6（7）：455-456.

第八节 传统养生气功 八段锦介绍

八段锦为传统医学中导引按跷中绚丽多彩之瑰宝，是一套独立而完整的健身功法，起源于北宋，至今有 800 多年的历史。古人把这套动作比喻为"锦"，意为五颜六色，美而华贵！体现其动作舒展优美，视其为"祛病健身，效果极好，编排精致，动作完美"。正如明代高濂在《遵生八笺》"八段锦导引法"中所讲："子后午前做，造化合乾坤。循环次第转，八卦是良因。""锦"字是由"金""帛"组成，以表示其精美华贵。传统八段锦创编人尚无定论，可以说八段锦是历代养生家和习练者共同创造的知识财富，在明清时期有了较大发展。清末以前的八段锦主要是一种以肢体运动为主的导引术，现代的八段锦在内容与名称上均有所改变。此功法分为八段，每段一个动作，故名为"八段锦"。练习无需器械，无需场地，简单易学，节省时间，作用极其显著。适合于男女老少，可使瘦者健壮，肥者减肥。唐代《外台秘要》记载消渴患者"养性之道不欲饱食便卧，亦不宜终日久坐，皆损寿也。人欲小劳，但莫久劳疲极也，亦不可强所不能堪耳"。

八段锦分为立式及坐式。立式八段锦运动通过"两手托天""单举手""背后七颠""左右开弓""摇头摆尾"等运动，牵拉神经，刺激穴位，按摩脾胃，通经活络，补中益气，促进肌肉松弛和肠胃蠕动，调节脏腑功能，改善消化系统血液循环，促进排便。坐式八段锦对促进肠胃功能和缓解便秘更为直接，主要通过"叩齿""鼓漱""搓腰眼""揉腹"等运动，疏通经脉气血，调理胃、肠、脾、肾、肝等内脏功能[1]。经常练习可以疏通经络、消结化瘀、保津益气、降脂、降压、畅通气血、疏筋柔体、强体增智[2]。有研究表明，八段锦运动能促进高密度脂蛋白的合成，并清理低密度脂蛋白，以保持血管壁的弹性和血管腔的通畅[3]。

一、功法特点

1. 柔和缓慢，圆活连贯　柔和缓慢的运动能让生命机体充分放松自然，更好地发挥人体自身的调节功能，因而有利于机体的全面康复。柔和，是指习练时动作不僵不拘，轻松自如，舒展大方。缓慢，是指习练时身体重心平稳，虚实分明，轻飘徐缓。圆活，是指动作路线带有弧形，不起棱角，不直来直往，符合人体各关节自然弯曲的状态。它是以腰脊为轴带动四肢运动，上下相随，节节贯穿。连贯，是要求动作的虚实变化和姿势的转换衔接，无停顿断续之处。

2. 松紧结合，动静相兼 松，是指习练时肌肉、关节以及中枢神经系统、内脏器官的放松。在意识的主动支配下，逐步达到呼吸柔和、心静体松，同时松而不懈，保持正确的姿态，并将这种放松程度不断加深。紧，是指习练中适当用力，且缓慢进行，主要体现在前一动作的结束与下一动作的开始之前。动，就是在意念的引导下，动作轻灵活泼、节节贯穿、舒适自然。静，是指在动作的节分处做到沉稳。松紧结合、动静相兼是八段锦功法的一个显著特点。他要求练功时松中有紧、松而不懈、紧从松来、柔和拔伸。"紧"只是动作中的一瞬间，而松是贯穿动作过程始终的。松紧的这种密切配合和频繁转换，有助于刺激调节机体的阴阳协调能力，促使经气流通，滑利关节，活血化瘀，强筋壮骨。从现代运动科学的角度看，这是一种小负荷的运动应激。应激是指全身性非特异性的反应，当机体受到各种内外因素刺激时，会产生适应性调节，表现为交感神经的兴奋和垂体-肾上腺皮质分泌增多为主的一系列神经内分泌变化，从而影响各种功能与代谢状态。良性的柔和持续的应激，可调动全身各脏器组织的储备潜能，提高机体的免疫能力与防病能力。研究结果表明，习练八段锦对血压、心率、血糖、甲状腺功能等具有双向调节功能，从而增强了机体的适应能力和预防疾病的能力。

3. 神与形合，气寓其中　神，是指人体的精神状态和正常的意识活动，以及在意识支配下的形体表现。"神为形之主，形乃神之宅。"

二、习练要领

1. 松静自然　松静自然，是练功的基本要领，也是最根本的法则。松，是指精神与形体两方面的放松。这里的"自然"决不能理解为"听其自然""任其自然"，而是指"道法自然"。

2. 准确灵活　准确，主要是指练功时的姿势与方法要正确，合乎规格。灵活，是指习练时对动作幅度的大小、姿势的高低、用力的大小、习练的数量、意念的运用、呼吸的调整等，都要根据自身情况灵活掌握。

3. 练养相兼　练，是指形体运动、呼吸调整与心理调节有机结合的锻炼过程。养，是通过上述练习，身体出现的轻松舒适、呼吸柔和、意守绵绵的静养状态。

4. 循序渐进　只有经过一段时间和数量的习练，才会做到姿势逐渐工整，方法逐步准确，动作的连贯性与控制能力得到提高，对动作要领的体会不断加深。

三、动作要点

（一）两手托天理三焦

1. 两脚平行开立，与肩同宽。两臂徐徐分别自左右身侧向上高举过头，十指交叉，翻转掌心极力向上托，使两臂充分伸展，不可紧张，恰似伸懒腰状。同时缓缓抬头上观，要有擎天柱地的神态，此时缓缓吸气。

2. 翻转掌心朝下，在身前正落至胸高时，随落随翻转掌心再朝上，微低头，眼随手运。同时配以缓缓呼气。如此两掌上托下落，练习4~8次。另一种练习法，不同之处是每次上托时两臂徐徐自体侧上举，且同时抬起足跟，眼须平视，头极力上顶，亦不可紧张。然后两手分开，在身前俯掌下按，足跟随之下落，气随手按而缓缓下沉于丹田。如此托按4~8次。

这一式由动作上看，主要是四肢和躯干的伸展运动，但实际上是四肢、躯干和诸内脏器官的同时性全身运动。此式以调理三焦为主。有关三焦的部位尚无定论，但大多数人认为上焦为胸腔主纳，中焦为腹腔主化，下焦为盆腔主泄。即上焦主呼吸，中焦主消化，下焦主排泄。它概括了人体内脏的全部。《难经·六十六难》载："脐下肾间动气者，人之生命也，十二经之根本也，故名曰原。三焦者，原之别使也，主通行三气，经历于五脏六腑。原者，三焦之尊号也。"原气即是人之生命、十二经之根，通过三焦激发于五脏六腑，无处不至，它是人体活动的原动力。因而对三焦的调理，能起到防治各内脏有关诸病的作用，特别是对肠胃虚弱的人效果尤佳。上举吸气时，胸腔位置提高，增大膈肌运动。我们通过X线透视观察证明，它较一般深呼吸可增大1~3cm，从而加大呼吸深度，减小内脏对心肺的挤压，有利于静脉血回流心脏，使肺的功能充分发挥，大脑清醒，解除疲劳。另外，上举吸气，使横膈下降，由于抬脚跟站立，自然使小腹内收，从而形成逆呼吸，使腹腔内脏得到充分自我按摩；呼气时上肢下落，膈肌向上松弛，腹肌亦同时松弛，此时腹压较一般深呼吸要低得多，这就改善了腹腔和盆腔内脏的血液循环。平时，人两手总是处于半握拳或握拳状态，由于双手交叉上托，使手的肌肉、骨骼、韧带等亦能得以调理。此式除充分伸展肢体和调理三焦外，对腰背痛、背肌僵硬、颈椎病、眼疾、便秘、痔疮、腿部脉管炎、扁平足等也有一定的防治作用。此式还是舒胸、消食通便、固精补肾、强壮筋骨、解除疲劳等的极佳方法。用以治疗预防脉管炎时，要取高抬脚跟的作法，每次要反复练习。

（二）左右开弓似射雕

1. 两脚平行开立，略宽于肩，成马步站式。上体正直，两臂平屈于胸前，左臂在上，右臂在下。

2. 手握拳，食指与拇指呈八字形撑开，左手缓缓向左平推，左臂展直，同时右臂屈肘向右拉回，右拳停于右肋前，拳心朝上，如拉弓状，眼看左手。

3、4动作与1、2动作同，唯左右相反。如此左右各开弓4~8次。

这一动作的重点是改善胸椎、颈部的血液循环，临床上对脑震荡引起的后遗症有一定的治疗作用，同时对上、中焦内的各脏器尤其对心肺给予节律性的按摩，因而增强了心肺功能。通过扩胸伸臂、使胸肋部和肩臂部的骨骼肌肉得到锻炼和增强，有助于保持正确姿势，矫正两肩内收圆背等不良姿势。

（三）调理脾胃臂单举

1. 左手自身前成竖掌向上高举，继而翻掌上撑，指尖向右，同时右掌心向下按，指尖朝前。

2. 左手俯掌在身前下落，同时引气血下行，全身随之放松，恢复自然站立。

3、4 动作与 1、2 动作同，唯左右相反。如此左右手交替上举各 4~8 次。

这一动作主要作用于中焦，肢体伸展宜柔宜缓。由于两手交替一手上举一手下按，上下对拔拉长，使两侧内脏和肌肉受到协调性的牵引，特别是使肝胆脾胃等脏器受到牵拉，从而促进了胃肠蠕动，增强了消化功能，长期坚持练习，对上述脏器疾病有防治作用。熟练后亦可配合呼吸，上举吸气，下落呼气。

（四）五劳七伤往后瞧

1. 两脚平行开立，与肩同宽。两臂自然下垂或叉腰。头颈带动脊柱缓缓向左拧转，眼看后方，同时配合吸气。

2. 头颈带动脊柱徐徐向右转，恢复前平视。同时配合呼气，全身放松。

3、4 动作与 1、2 动作同，唯左右相反。如此左右后瞧各 4~8 次。

五劳是指心、肝、脾、肺、肾，因劳逸不当，活动失调而引起的五脏受损。七伤指喜、怒、思、忧、悲、

恐、惊等情绪对内脏的伤害。由于精神活动持久地过度
强烈紧张，造成神经功能紊乱，气血失调，从而导致脏
腑功能受损。该式动作实际上是一项全身性的运动，尤
其是腰、头颈、眼球等的运动。由于头颈的反复拧转运
动加强了颈部肌肉的伸缩能力，改善了头颈部的血液
循环，有助于解除中枢神经系统的疲劳，增强和改善其
功能。此式对防治颈椎病、高血压、眼病和增强眼肌有
良好的效果。练习时要精神愉快，面带笑容，乐自心田
生，笑自心内，只有这样配合动作，才能起到对五劳七
伤的防治。另外，此式不宜只做头颈部的拧转，要全脊
柱甚至两大腿也参与拧转，只有这样才能促进五脏的
健壮，对改善静脉血的回流有更大的效果。

（五）摇头摆尾去心火

1. 马步站立，两手叉腰，缓缓呼气后拧腰向左，
屈身下俯，将余气缓缓呼出。动作不停，头自左下方经
体前至右下方，像小勺舀水似地引颈前伸，自右侧慢慢
将头抬起，同时配以吸气；拧腰向左，身体恢复马步
桩，缓缓深长呼气。同时全身放松，呼气末尾，两手同
时做节律性掐腰动作数次。

2. 动作与1动作同，唯左右相反。如此1、2动作
交替进行各做4~8次。

此式动作除强调松，以解除紧张并使头脑清醒外，
还必须强调静。俗谓：静以制躁。"心火"为虚火上
炎，烦躁不安的症状，此虚火宜在呼气时以两手拇指做
掐腰动作，引气血下降。同时进行的俯身旋转动作，亦

有降伏"心火"的作用。动作要保持逍遥自在，并延长呼气时间，消除交感神经的兴奋，以去"心火"。同时对腰颈关节、韧带和肌肉等亦起到一定的作用，并有助于任、督、冲三脉的运行。

（六）两手攀足固肾腰

1. 两脚平行开立，与肩同宽，两掌分按脐旁。

2. 两掌沿带脉分向后腰。

3. 上体缓缓前倾，两膝保持挺直，同时两掌沿尾骨、大腿向下按摩至脚跟。沿脚外侧按摩至脚内侧。

4. 上体展直，同时两手沿两大腿内侧按摩至脐两旁。如此反复俯仰4~8次。

腰是全身运动的关键部位，这一势主要运动腰部，也加强了腹部及各个内脏器官的活动，如肾、肾上腺、腹主动脉、下腔静脉等。中医认为"肾为先天之本""藏精之脏"。肾是调节体液平衡的重要脏器。肾上腺是内分泌器官，与全身代谢功能有密切关系。腰又是腹腔神经节"腹脑"所在地。由于腰的节律性运动（前后俯仰），也改善了脑的血液循环，增强神经系统的调节功能及各个组织脏器的生理功能。长期坚持锻炼，有疏通带脉及任督二脉的作用，能强腰、壮肾、醒脑、明目，并使腰腹肌得到锻炼和加强。年老体弱者，俯身动作应逐渐加大；有较重的高血压和动脉硬化患者，俯身时头不宜过低。

（七）攒拳怒目增气力

预备姿势：两脚开立，成马步桩，两手握拳分置腰间，拳心朝上，两眼睁大。

1. 左拳向前方缓缓击出，成立拳或俯拳皆可。击拳时宜微微拧腰向右，左肩随之前顺展拳变掌臂外旋握拳抓回，呈仰拳置于腰间。

2. 与1动作同，唯左右相反。如此左右交替各击出4～8次。

此式动作要求两拳握紧，两脚踇趾用力抓地，舒胸直颈，聚精会神，瞪眼怒目。此式主要运动四肢、腰和眼肌。根据个人体质、爱好、年龄与目的不同，决定练习时用力的大小。其作用是舒畅全身气机，增强肺气；同时使大脑皮质和自主神经兴奋，有利于气血运行；并有增强全身筋骨和肌肉的作用。

（八）背后七颠百病消

预备姿势：两脚平行开立，与肩同宽，或两脚相并。两臂自身侧上举过头，脚跟提起，同时配合吸气。两臂自身前下落，脚跟亦随之下落，并配合呼气。全身放松。如此起落4～8次。

此式通过肢体导引，吸气两臂自身侧上举过头，呼气下落，同时放松全身，并将"浊气"自头向涌泉引之，排出体外。"浊气"是指所有紧张、污浊病气。古人谓之"排浊留清"或"去浊留清"。由于脚跟有节律地弹性运动，从而使椎骨之间及各个关节韧带得以锻炼，对各段椎骨的疾病和扁平足有防治作用。同时有利于脊髓液的循环和脊髓神经功能的增强，进而加强全身神经的调节作用。

八段锦同传统中医学脏腑经络理论关系密切。比如第一势中的"三焦"是人体元气与水液疏布的通道，覆盖五脏六腑。这一势通过上托下落、对拉拔伸，有利于元气水液上下布散，发挥滋润濡养作用。第二势左右开弓，有利于抒发胸气，消除胸闷，并能疏理肝气，治疗胁痛。第三势左右升降对拉，符合"脾主升清，胃主降浊"的原理，这一势能够牵拉腹腔，对脾胃肝胆起到很好的按摩作用，有助于消化吸收。第四势中的五劳一般是指心、肝、脾、肺、肾五脏的劳损，七伤是指喜、怒、忧、思、悲、恐、惊七种情志的伤害。养生理论认为"生病起于过用"，所以五劳七伤类似于现代人常说的亚健康。这一势扭头旋臂，调整大脑与脏腑联络的交通要道——颈椎（中医称为天柱），同时挺胸刺激胸腺，从而改善大脑对脏腑的调节能力，并增强免疫功能，促进自身的良性调整，可以消除亚健康。第五势中的"心火"是由于思虑过度、内火旺盛所致，可见心烦口疮、失眠多梦、便秘尿赤等症状。降心火须得肾水，心肾相交才能水火既济。这一势上身前俯，尾闾摆动，可以使肾水得升、心火得降。第六势前屈后伸、双手按摩腰背下肢，使督脉和足太阳膀胱经等得到充分拉伸，对生殖系统、泌尿系统以及腰背部的肌肉都有良性刺激作用。第七势马步冲拳，怒目瞪眼，可刺激肝系经脉，使肝血充盈，肝气疏泄，强健筋骨。第八势提踵颠足，内可以按摩五脏六腑，外可以舒缓筋骨。有谚语说：百步走不如抖一抖。所以这一势有"消百病"的功效。由此可以看出，八段锦的功法原理出自《黄帝内经》的基本理论，是符合人体生理学原理的。

李亚红[4]的研究认为，八段锦中能有效提高老年人平衡能力的动作主要是"背后七颠百病消""左右开弓似射雕"和"摇头摆尾去心火"三式，这些动作中的两脚脚尖支撑阶段对提高平衡能力很有作用。八段锦虽然是以外形肢节躯干的伸展开合为主，但不同于一般的广播体操。后者动作刚健有力，直来直去，节奏单一，不讲究呼吸意念。八段锦练习过程中，要求神与形合，气寓其中，动作柔和，刚柔相济，强调呼吸与动作的协调配合，意念集中在动作部位，排除杂念。

因此，八段锦的锻炼是身心一体式的，既可强健五脏，改善脏腑身体功能，又能通过改善五脏功能，起到调整人体不良情绪、调节心理状态的作用，使人达到身体强健，恬淡宁静，祥和愉悦。

（王立强）

· 参考文献 ·

[1] 冯毅狲，卞伯高，潘华山，等. 八段锦运动对老年便秘型肠易激综合征的疗效观察 [J]. 体育科研，2010，31（2）：89-91.

[2] 松涛，朱寒笑，张禹，等. 新编健身气功八段锦锻炼对中老年人生存质量的影响 [J]. 北京体育大学学报，2007，30（2）：203-205.

[3] 郑华金. 八段锦运动的强身健体作用 [J]. 养生月刊，2006（11）：964-967.

[4] 李亚红. 锦绣生命秘诀：立式八段锦和坐式八段锦 [J]. 传统养生，1997（11）：28-30.

第二部分 ● ● ● ●

糖尿病并发症的中西医治疗

第一节　糖尿病性周围神经
病变的中西医治疗

糖尿病性周围神经病变（diabetic peripheral neuropathy, DPN）在中医古籍中属于"痹证""痿证""不仁"等范畴。有关糖尿病性周围神经病变的发病率，不同的研究结果报道不一样，文献报道糖尿病性周围神经病变的发病率大约在30%～90%。Pasnoor 等[1]研究显示，糖尿病性周围神经病变的患病率接近50%。其中，远端对称性的神经病变发生率为28%，是糖尿病性周围神经病变最常见的类型[2]。糖尿病性周围神经病变是全身性的，可累及周围神经的许多地方，从而产生不同的临床症状。这些症状的出现可以局限在某处，也可以呈弥漫性分布。慢性、远端、对称性的糖尿病性周围神经病变是最常见的类型。糖尿病性周围神经病变的发展是逐渐进行的，有的糖尿病患者虽然查体体征或医学仪器检查已有神经病变，但临床症状并不明显。

一、发病机制

糖尿病性周围神经病变的确切发病机制仍然未知。糖尿病性周围神经病变的形态学改变包括：①有髓纤维的脱髓鞘；②轴突的变性；③无髓鞘纤维的变性、再生；④神经内膜的微血管病变。晚期阶段性脱髓鞘病变及髓鞘再生，可引起神经纤维缺失。研究表明，糖尿病患者神经再生存在缺陷[3]。糖尿病性周围神经病变的发病机制包括持续高血糖及代谢紊乱，如多元醇通路亢进、晚期糖基化终末产物积聚、氧化应激、脂质代谢异常等。另外，还包括蛋白激酶 C（PKC）激活、糖尿病之微血管病变以及心血管危险因素等[4]。线粒体过氧化物增多是糖尿病并发症的共同基础。

二、临床表现与分类

（一）临床表现

糖尿病性周围神经病变是一个伴随糖尿病进程渐进、隐匿的过程，早期患者可无明显症状，直到被医师检查才明确诊断。也有的糖尿病患者表现出自汗、肢凉、失眠、心悸、胸闷、腹胀、排尿不畅、性功能减退、手脚麻木、疲乏无力、便秘等症状。由于多数糖尿病患者糖尿病相关知识严重缺乏，对以上症状与糖尿病之间的关联并不十分清楚，直到医师或护士对其进行健康教育之后才获知。其糖尿病的这些症状多为自主神经功能失调所致，然而，这些症状的轻重程度与血糖高低有时候并不一致。由于糖尿病性周围神经病变病理的严重性与临床症状常常存在不一致性，糖尿病的早期阶段病变常无症状，因此，糖尿病的早期诊断和治疗周围神经病变十分困难。

糖尿病性周围神经病变是糖尿病足最直接的因素，虽然容易被忽视，然而许多糖尿病患者在发生糖尿病足溃疡之前，常可见到下肢皮肤粗糙，甚至呈鱼鳞样改变，在糖尿病患者的胫前可见色素斑沉着，在足底常可见到胼胝体形成，也有因为营养不良、维生素缺乏、抵抗力下降而出现真菌感染性甲癣。所有以上的这些临床症状，均提示患者的糖尿病性周围神经病变存在，且极易因处理不及时或不正确导致糖尿病足溃疡。

（二）糖尿病神经病变的分类

糖尿病神经病变目前缺乏统一的分类。Thomas[5]将糖尿病神经病变分为：

（1）急性可逆性糖尿病神经病变（也称高血糖性神经病变）。

（2）全身对称性多神经病变（包括感觉运动性神经病变、自主神经病变、糖耐量前期或糖耐量受损相关神经病变）。

（3）局灶性或多灶性神经病变（包括脑神经、胸腰段神经根病变、四肢局灶性神经病变、近端运动神经病变肌萎缩）。

（4）慢性炎症性的脱髓鞘神经病变。

2009年，我国专家共同提出了糖尿病性周围神经病变的诊疗规范，增加了多发神经根病变。

糖尿病患者常出现肢体的凉麻疼痛等症状，并伴有感觉功能的异常，通常可考虑糖尿病性周围神经病变，有的糖尿病性周围神经病变诊断需要详细的下肢和足底检查。除糖尿病性周围神经病变外，糖尿病神经病变还包括糖尿病自主神经病变。部分自主神经病变表现为皮肤粗糙、泌汗功能异常、皮肤色素沉着、足底胼胝体形成等。单根神经病变常累及正中神经、尺神经或脑神经。脑神经病变（Ⅲ～Ⅶ）最常见到的是动眼神经、滑车神经、外展神经、面神经的病变。脑神经病变可能与微血栓形成有关，其生理病理改变可见神经脱髓鞘病变和轴突变性。糖尿病性肌萎缩多发生于中老年患者，表现为短期内体重迅速下降，其原因可能与糖尿病患者营养代谢不良有关。糖尿病性自主神经病变导致的心肌病、胃肠功能紊乱、勃起功能障碍、泌汗功能异常、失眠、便秘，对糖尿病患者的生活造成很大影响，严重影响着患者的生活质量，并可能导致抑郁心理障碍。

2009 年，欧洲糖尿病科学家取得共识[6]，将糖尿病性周围神经病变分为三大类：①局灶性病变；②全身性病变；③多灶性神经病变。糖尿病患者全身性神经病变分为典型、非典型两种；局灶性神经病变常见的如正中神经病变；多灶性神经病变主要是胸、腰、颈丛的神经病变。

三、糖尿病性周围神经病变的诊断

（一）诊断方法

糖尿病自主神经病变常引起心律失常、血压波动、胃肠功能紊乱、勃起功能障碍、泌汗功能异常等，严重影响着患者的生活质量，并可能导致抑郁心理障碍。糖尿病性周围神经病变诊断需要在详细询问病史的前提下进行客观的检查，同时需要排除其他类型的神经病变，包括颈椎病、腰椎病、脑梗死等引起的神经症状。神经系统查体在糖尿病性周围神经病变的诊断中起到很大的作用。

目前，糖尿病性周围神经病变常见的诊断方法包括详细的糖尿病史的采集、临床症状的收集、客观的体格检查，以及辅助的检测方法，包括 10g 尼龙丝检查、重复频率刺激检查、音叉震动检测、皮肤交感反应测定、瞳孔聚焦放射检查以及神经电生理检查等[7]。国外比较通用的无创糖尿病性周围神经病变评估包括多伦多临床评分（TCSS）等。目前，因为拥有各种公认的糖尿病性周围神经病变评估方法，许多临床研究已经不限制基层医院必须行神经电生理检查即可作出糖尿病性周围神经病变诊断。然而，不论检查设备如何先进，详细的问诊和病史的采集都十分重要。如果被得到早期有效的治疗，糖尿病性周围神经病变的发展可在一定程度上得到控制。反之，忽略和遗漏糖尿病患者糖尿病性周围神经病变的诊断，有可能错过糖尿病性周围神经病变治疗的最佳时机，并导致糖尿病性周围神经病变的加重。

1. 定量的感觉检查（简称 QST）　主要是为了定量检测糖尿病患者感觉神经的反应。此项检测并无痛苦，对于糖尿病性周围神经病变的初步筛选及诊断十分有效，但是，QST 的检测要求糖尿病患者十分专注于整个检查过程。

2. 经皮氧分压测定　经皮氧分压可用来评价微血管状态。糖尿病性周围神经病变患者与糖尿病非糖尿病性周围神经病变患者经皮氧分压测定有显著区别，且越至手足末端经皮氧分压越不理想，糖尿病性周围神经病变患者的缺血、缺氧及微循环障碍被得到证实。经皮氧分压反映了皮肤局部以及皮下微血管、血液的氧分压状态，通过经皮氧分压测定可了解微循环供养状态，为糖尿病性周围神经病变的诊断和治疗提供有益的帮助。

3. 神经传导速度（NCV）　可作为糖尿病性周围神经病变早期诊断的客观依据。电生理检测的优势在于客观可重复性，以及客观描述终点事件与潜在结构异常的关系，对于运动神经评价尤其适宜。皮肤活检可反映表皮神经的纤维密度，对小纤维神经治疗的全程评价甚优[6]。在许多有关糖尿病性周围神经病变试验研究中，尤其是动物试验，神经传导速度是必须进行的检查。而在临床研究，通过患者的神经检查及症状评分，可以得到比较客观的结果，神经传导速度已经不是必需项目。另外，研究表明角膜神经纤维的长度、密度及改变与下肢周围神经病变密切相关，因此角膜激光共聚焦检查是早期糖尿病性周围神经病变可供选择的无创检查方法[7]。

总之，针刺及踝反射检查是当前糖尿病性周围神经病变检查中最为常见的方式之一，无创而且简便易行，对于早期发现糖尿病性周围神经病变十分重要。此外，糖尿病性周围神经病变有关的无创检查还包括震动感觉阈值检查以及尼龙丝检查。这些检查通常采用电子仪器以及音叉来测量震动，目前音叉检测仍然是最重要的形式。对于糖尿病足患病风险较高的患者，尼龙丝检查非常有必要，因为它可被用于评估糖尿病患者足底感觉是否正常，这当中又以5g、10g尼龙丝最为常用。糖尿病自主神经病变的检查包括检测心率变异等[8]。在以上检查结束后，需要专科医师对患者的神经病变作出评估和指导。

（二）诊断标准[7]

1. 糖尿病性周围神经病变中医诊断标准

参照《糖尿病中医防治指南》（中华中医药学会颁布，2007年）。

（1）病史：有消渴病，或消渴病久治不愈病史。

（2）主要症状：四肢远端感觉、运动障碍，表现为肢体麻木、挛急疼痛、肌肉无力和萎缩等。

（3）主要体征：震动觉、压力觉、痛觉、温度觉（小纤维和大纤维介导）的缺失，以及跟腱反射减弱或消失等。

（4）辅助检查：物理学检查、神经电生理检查的异常改变，QST 和 NCV 中至少两项异常。

（5）排除了引起这些症状和（或）体征的其他神经病变。

2. 糖尿病性周围神经病变西医诊断标准

参照中华医学会《中国 2 型糖尿病防治指南》（2007 年）。

（1）明确的糖尿病病史。

（2）在诊断糖尿病时或之后出现的神经病变。

（3）临床症状和体征与糖尿病性周围神经病变的表现相符。

（4）以下 5 项检查中如果有 2 项或 2 项以上异常则诊断为糖尿病性周围神经病变：温度觉异常；尼龙丝检查，足部感觉减退或消失；振动觉异常；踝反射消失；神经传导速度有 2 项或 2 项以上减慢。除其他病变如颈腰椎病变（神经根压迫、椎管狭窄、颈腰椎退行性变）、脑梗死、吉兰-巴雷综合征、严重动静脉血管病变（静脉栓塞、淋巴管炎）等，尚需鉴别药物尤其是化疗药物引起的神经毒性作用以及肾功能不全引起的代谢毒物对神经的损伤。

四、西医治疗

1. 严格降糖及积极控制心血管危险因素　严格控制血糖始终是治疗 DPN 的首要策略，并被纳入美国糖尿病协会（ADA）治疗指南中[2]。同时，积极控制心血管危险因素，如降压、降脂、调节饮食、运动、戒烟和避免酗酒等均可延缓或预防患者发生 DPN[9]。

2. 抗氧化应激　α-硫辛酸（alpha-lipoic acid，ALA）是近几年来临床应用和研究最多的抗氧化剂，能够有效改善糖尿病性周围神经病变的疼痛症状。

3. 维生素　有报道糖尿病（DM）患者血清中维生素 B_1 浓度是低值，可能存在维生素 B_1 缺乏的糖代谢障碍，而出现感觉异常等周围神经炎症状。给予维生素 B_1，症状可得到改善。亦有人提出与维生素 B_{12} 和碳水化合物与脂肪代谢紊乱，血液中谷胱甘肽浓度的减低等有关，因而 DM 患者有潜在维生素 B_{12} 缺乏。近年来采用的新制剂甲钴胺（弥可保）为一种活性维生素 B_{12} 制剂，在外周神经中含量更高，可以直接转运入神经细胞内，并通过转甲基作用，刺激轴浆蛋白质及施万细胞卵磷脂合成，修复髓鞘及使轴突受损区域再生，改善神经传导速度。

4. 醛糖还原酶抑制剂　醛糖还原酶抑制剂通过抑制醛糖还原酶活性，减少山梨醇和果糖在周围神经组织的沉积，可以有效改善糖尿病神经病变。依帕司他是一种羧酸衍生组织物，是近年来广泛应用于临床的一种醛糖还原酶抑制剂，它通过抑制醛糖还原酶活性而减少周围神经组织山梨醇和果糖的蓄积，从而改善周围神经传导速度，减轻或缓解 DPN 患者自觉症状。

五、中医治疗

在中医古籍中属于"痹症""痿证""不仁"等范畴。国家名老中医吕仁和研究团队认为，消渴病的发展分为3个阶段：①"脾瘅"阶段，与现代医学的糖尿病前期相似；②"消渴"阶段，相当于糖尿病阶段；③"消瘅"阶段，相当于糖尿病并发症阶段。在第一个阶段，其病机多因饮食失节，膏粱厚味损伤脾胃，致脾虚内热炽盛，耗气伤津；第二个阶段，多见肺热津伤，胃热消谷，气阴两虚，出现多饮、多食、多尿及体重下降；第三个阶段，多见阴损及阳，阴阳两虚，痰浊瘀血内停，出现雀目、尿浊、胸痹、水肿、中风、脱疽等并发症。

（一）糖尿病性周围神经病变中医证候诊断

参照 2007 年由中华中医药学会颁布的《糖尿病中医防治指南》。

1. 气虚血瘀证　肢体麻木，如有蚁行感，肢末时痛，多呈刺痛，下肢为主，入夜痛甚；气短乏力，神疲倦怠，自汗畏风，易于感冒，舌质淡黯，或有瘀点，苔薄白，脉细涩。治以补气活血，化瘀通痹。方用补阳还五汤加减（黄芪、当归、丹参、赤芍、白芍、川芎）。

2. 阴虚血瘀证　肢体麻木，腿足挛急，酸胀疼痛，或小腿抽搐，夜间为甚，或灼热疼痛，五心烦热，失眠多梦，皮肤干燥，腰膝酸软，头晕耳鸣；口干不欲饮，便秘，舌质嫩红或黯红，苔花剥少津，脉细数或细涩。

治以滋阴活血，柔筋缓急。方用芍药甘草汤合桃红四物汤加减（太子参、黄芪、丹参、银柴胡、地骨皮、芍药、桃仁、红花等）。

3. 寒凝血瘀证 肢体麻木不仁，四末冷痛，得温痛减，遇寒痛增，下肢为著，入夜更甚；神疲乏力，畏寒怕冷，尿清便溏，或尿少浮肿，舌质黯淡或有瘀点，苔白滑，脉沉细涩。治以温经散寒，通络止痛。方用当归四逆汤加减（太子参、黄芪、丹参、黑顺片、细辛、干姜、桂枝、醋延胡索等）。

4. 痰瘀阻络证 肢体麻木不止，常有定处，足如踩棉，肢体困倦，头重如裹，昏蒙不清，体多肥胖，口黏乏味，胸闷纳呆，腹胀不适，大便黏滞。舌质紫黯，舌体胖大有齿痕，苔白厚腻，脉沉滑或沉涩。治以化痰活血，宣痹通络。方用指迷茯苓丸合活络效灵丹加减（党参、黄芪、丹参、法半夏、陈皮、竹茹、麸炒苍术、茯苓等）。

5. 肝肾亏虚证 肢体痿软无力，肌肉萎缩，甚者痿废不用，腰膝酸软，阳痿不举，骨松齿摇，头晕耳鸣，舌质淡，少苔或无苔，脉沉细无力。治以滋补肝肾，强筋壮骨。方用壮骨丸加减（党参、黄芪、丹参、熟地黄、鹿角胶、黄柏、知母、地骨皮等）。

（二）当代名老中医治疗糖尿病性周围神经病变的学术经验

中医中药治疗疾病自古以来都存在百家争鸣的情况，故对于中医药治疗糖尿病性周围神经病变，名老专家均有自己的独特见解。当代名老中医根据中医的整体观念对本病病因病机的认识主要如下：

魏子孝[8]认为糖尿病性周围神经病变的根本病机是本虚标实，本虚是指气虚、阳虚，标实是指血瘀、痰、湿等。糖尿病性周围神经病变在发病的过程中常常虚实夹杂。治疗的方法，针对气虚血瘀的糖尿病性周围神经病变患者，可采用补阳还五汤加减；针对阳虚兼有痰、湿的糖尿病性周围神经病变患者，可以选用鸡鸣散加减。如果血瘀严重者，可以加入乳香、没药以及活血通络的木瓜、水蛭等。

谢春光[10]认为糖尿病性周围神经病变的病机以阴虚为本，燥热为标。虚指气阴两虚，燥热则可导致痰、浊、血瘀，日久则痰、浊、瘀血阻滞经络，治疗应当益气养阴、化痰、活血、通络。

吴深涛[11]认为气阴两虚，寒、湿、燥、热、瘀、浊、毒为糖尿病性周围神经病变的病机，在糖尿病性周围神经病变发展的整个过程中都存在着血瘀证，不同的病机均可导致经脉闭阻不通。吴深涛综合以上病机，把糖尿病性周围神经病变分为血虚寒凝型、热毒内蕴型、寒滞经脉型、燥湿相兼型、浊毒瘀滞型5型，其中前4型分别选用当归四逆汤合芪桂五物汤、四妙勇安汤合五味消毒饮、乌头桂枝汤、清燥汤加减。浊毒瘀滞型，选择化浊、解毒、活血、通络法治疗。

冯建华[12]认为糖尿病性周围神经病变为正虚邪实，其正虚的情况，一般相对稳定，邪实之证，变化多端。

其正虚主要是指脾虚，邪实主要是指痰、瘀。治疗的方法主要是健脾、化痰、活血通络，以其自拟方"益气活络方"加减。

高天舒[13]认为糖尿病性周围神经病变的病机主要包括气阴两虚、肝肾亏虚、湿热内蕴等。治疗的方法为益气养阴、滋补肝肾、清热利湿。另外，高天舒认为，另有一种类型为阴损及阳型，其临床症状可见畏寒肢冷等。此类糖尿病性周围神经病变的病机乃是阳气虚衰，阴寒凝滞，络脉痹阻，其治疗当温阳活血、化痰通痹，可以黄芪桂枝五物汤加减。

蒋兴磊[14]认为糖尿病性周围神经病变的中医病机主要是"虚"和"瘀"，虚为气、血、阴、阳俱虚；气虚而血运不畅，久病入络，致痰、血、湿热瘀滞经脉而发为本病。若以气阴两虚为主者，选用"生脉散""补阳还五汤"加减；若以脾胃虚弱者，选用"香砂六君子汤""双合汤"加减；若以湿热内蕴为主者，选用"四妙散"加减；若以阳气虚衰为主者，选用"黄芪桂枝五物汤"加减。同时在整个治疗的过程中，根据辨证选用活血化瘀通络药。

彭万年[15]认为阳虚在糖尿病性周围神经病变的发病过程中起着重要作用，阳虚指脾肾之阳，在糖尿病性周围神经病变发病的初期，阳虚证比较轻微，可以益气养阴、滋阴清热等方法治疗，至糖尿病性周围神经病变发病的晚期，痰、瘀、浊、饮等邪气内盛，则加以祛邪药物，根据痰、浊、水、饮、瘀血等盛衰，可选用

"四逆汤""真武汤"合"四君子汤"加减，随证治之。

综合各中医名家对糖尿病性周围神经病变中医病因病机的认识，可知糖尿病性周围神经病变的主要病机是本虚标实，本虚包括气血阴阳诸虚，标实主要是指痰、瘀、浊、毒、燥、热、寒等。在治疗上，某些专家从分期着手，某些专家秉持辨证论治、以辨证分型治疗为主，但均从中医经典理论出发，结合自身治疗的经验，均能取得较好疗效。

有的学者运用现代计算机信息技术，对中医古籍及名老中医治疗糖尿病性周围神经病变的治疗经验进行深入挖掘，得到的一些辨证用药结果相对比较客观。如范建华[16]以关键词"糖尿病周围神经病变""中医"或"中药"检索了2000—2010年10年间万方数据库公开发表的期刊文献，得到符合条件文献136篇，中药167味（排名前39名的中药依次是黄芪、当归、川芎、地龙、赤芍、红花、牛膝、鸡血藤、桃仁、丹参、桂枝、葛根、甘草、生地、白芍、水蛭、全蝎、山药、太子参、麦冬、没药、木瓜、熟地、天花粉、乳香、蜈蚣、苍术、玄参、人参、山萸肉、茯苓、威灵仙、党参、三七、半夏、桑枝、黄精、细辛、僵蚕），使用频次1599次；所用药物10个种类及药味数依次为活血调经药（7）、补气药（9）、补血药（4）、活血止痛药（8）、清热凉血药（4）、息风止痉药（6）、发散风寒药（7）、发散风热药（5）、祛风湿散寒药（11）、破血消癥药（5），占总体用药79.80%，并计算得出活血化瘀药占29.20%，居第一位。提示糖尿病性周围神经病变的病机中血瘀证占有极其重要的地位。有学者将血瘀证分为不同的层次，如根据血瘀发病的始终过程，分为血滞、血阻、血结3个阶段。或根据不同的血瘀特点选择活血、化瘀、通络等中药。其中通络中药主要指虫类药物，包含搜风通络、祛风散寒、解痉止痛等作用，以及破血逐瘀作用较强的三棱、莪术、三七、水红花子等草本植物。

渠昕等[17]选择254例糖尿病性周围神经病变患者，根据患者的年龄、病程、血糖、C肽、胰岛素水平与痰瘀内阻、阴虚血瘀、气虚血瘀、肝肾亏虚4个证型进行相关性研究，结果显示，导致发生糖尿病性周围神经病变的主要中医病机乃是阴虚血瘀。阴虚血瘀性糖尿病性周围神经病变患者体型相对消瘦，痰瘀阻络型糖尿病性周围神经病变患者胰岛素抵抗相对比较严重，气虚血瘀、肝肾亏虚型患者则多见于糖尿病性周围神经病变病程较长者。

（三）针灸治疗

针灸治疗糖尿病性周围神经病变主要是基于经络辨证和脏腑辨证的理论，选择不同的针灸器械进行操作。其中常用的针灸治疗方法包括毫针针刺、电针疗法、穴位注射、刺络泻血疗法等，也有使用耳穴压豆、头皮针、火针等治疗方法的文献报道。针灸治疗糖尿病性周围神经病变效果明显，总结如下：

1. 针刺疗法 单纯的针刺疗法是将毫针刺于病变肢体的穴位。针刺疗法常采用经络辨证与脏腑辨证相结合的方法。人体的十二经脉循环无端，接受任脉、督脉的统率调节，同时借助于奇经八脉，联络内外，沟通上下。针灸治疗糖尿病性周围神经病变多气多血的阳明经穴位，可以达到调节经络、增强免疫、补虚泻实、益气养血、调和荣卫、通络止痛等作用，临床可以采用单一针刺治疗，也可与其他针灸方法合用，共同治疗糖尿病性周围神经病变。

2. 电针疗法 电针疗法是在针刺治疗的基础上，连接微量低频脉冲电流进行治疗，根据患者的病情不同，可选择使用连续波、疏密波、断续波治疗。在一般情况下，疏密波具备针灸"泻"的功能，多用于中医辨证属于实热证的患者；连续波、断续波具备针灸"补"的功能，多用于中医辨证属于虚寒证的患者。受神经电生理学的影响，神经轴突可发放冲动引起电流，同样，通过电流活动的影响可对神经功能的恢复过程产生影响。

3. 穴位注射疗法 穴位注射是在中医辨证论治的指导下，使用具备一定治疗作用的药物，在选取的穴位局部注射，运用药物对经络的调节实现治疗的目的。

4. 刺络泻血疗法 刺络泻血疗法是使用三棱针、火针、梅花针等特制的针具，根据患者病变的经络、穴位辨证，或病变周围的局部小络脉，进行泻血治疗的一种方法。刺络泻血在治疗糖尿病性周围神经病变方面具有较好的效果。

糖尿病性周围神经病变病程较长，症状多样，给患者带来众多痛苦，严重影响糖尿病患者的生活质量。现代西医对其机制研究尚不确切，治疗针对性较差。通过运用中药及针灸、按摩等不同方式和方法，针对糖尿病性周围神经病变的不同病因和发病机制进行相应治疗，可明显缓解患者症状及痛苦。

（曹柏龙）

参考文献

[1] Pasnoor M, dimachkie MM, Kluding P, et al. Diabetic neuropathy part1: overview and symmetric phenotypes [J]. Neurol Clin, 2013, 31 (2): 425-445.

[2] Boulton AJM, Vinik AI, Arezzo JC, et al. Diabetic neuropathies: A statement by the American Diabetes Association [J]. Diabetes Care, 2005, 28 (4): 956-962.

[3] Kennedy JM, Zochodne DW. Impaired peripheral nerve regeneration in diabetes mellitus [J]. J Peripher Nerv Syst, 2005, 10 (2): 144-157.

[4] Dyck PJ, Davies JL, Clark VM, et al. Modeling chronic glycemic exposure variables as correlates and predictors of microvascular complications of diabetes [J]. Diabetes Care, 2006, 29 (10): 2282-2288.

[5] Thomas PK. Classification of the diabetic neuropathies [M] //Gries FA, Cameron NE, Low PA, et al. Textbook of diabetic neuropathy. Stuttgart: Thieme, 2003: 175-177.

[6] Tesfaye S, Boulton AJM, Dyck PJ, et al. Diabetic neuropathies: update on definitions, diagnostic criteria, estimation of severity, and treatments [J]. Diabetes Care, 2010, 33 (10): 2285-2293.

[7] 国家中医药管理局医政司. 22 个专业 95 个病种中医诊疗方案（合订

本）［M］. 北京：中国中医药出版社，2010：178-185.

［8］张北华，魏子孝. 魏子孝治疗糖尿病周围神经病变经验［J］. 北京中医药，2010，29（1）：23-25.

［9］Perkins BA，Bril V. Early vascular risk factor modification in type 1 diabetes［J］. N Engl J Med，2005，352（4）：408-409

［10］周兴华，谢春光. 谢春光教授活血化瘀法治疗糖尿病周围神经病变经验［J］. 光明中医，2010，25（3）：373-374.

［11］节阳华. 吴深涛教授治疗糖尿病周围神经病变经验［J］. 现代中西医结合杂志，2011，20（24）：3067-3068.

［12］李林，贾海涛，冯建华. 冯建华治疗 2 型糖尿病周围神经病变经验［J］. 中医杂志，2009，50（10）：882-883.

［13］鲁耘塱，高天舒. 高天舒教授论治阳虚痰瘀型糖尿病周围神经病变经验［J］. 辽宁中医药大学学报，2010（4）：142-143.

［14］罗红云，蒋兴磊. 蒋兴磊治疗糖尿病周围神经病变经验［J］. 湖南中医杂志，2011，27（6）：40-41.

［15］传华，彭万年. 彭万年教授糖尿病周围神经病变阳虚学说浅议［J］. 中医药学报，2011，39（6）：50-51.

［16］范建华，冯文丽，袁志林. 糖尿病周围神经病变的中医证-治用药规律分析［J］. 中国医药指南，2012，10（8）：219-221.

［17］渠昕，赵恒侠，李增英，等. 254 例糖尿病周围神经病变中医辨证分型及相关性研究［J］. 中国医药科学，2012，2（2）：22-24.

第二节 糖尿病性胃轻瘫的中西医治疗

糖尿病性胃轻瘫（diabetic gastroparesis，DGP）是糖尿病患者临床常见的慢性并发症之一，其发生不仅引起糖尿病患者各种消化道不适症状，还影响各种口服药物的吸收而干扰治疗。糖尿病性胃轻瘫是由于糖尿病控制不理想及高血糖导致胃肠运动功能障碍，从而引起胃蠕动、排空功能及节律受损，表现为早饱、恶心、发作性呕吐、胃脘或腹部不适、腹胀、便秘、腹泻等特点[1]。

一、发病机制

糖尿病性胃轻瘫的发病机制尚不十分明确，目前认为与以下几方面相关。

1. 自主神经病变　糖尿病神经病变包括中枢神经及周围神经系统病变，当累及消化系统自主神经而致功能障碍，即造成胃轻瘫，约占糖尿病性胃轻瘫的20%～40%。自主神经病变主要包括神经轴突脱髓鞘改变、神经细胞变性、神经超微结构改变、非特异性树突肿胀，以及神经再生丛错误修复等。主要表现为胃窦收缩力下降、幽门开放不协调，从而延长胃排空时间。近年来研究发现，固体食物排空时间延长与自主神经病变相关[2]。迷走神经、肠神经系统（ENS）在胃肠蠕动方面都发挥重要作用[3]。胃肠神经元nNOS的活性变化是导致糖尿病胃排空延迟的主要因素之一[4]。

2. 高血糖　高血糖既能通过自主神经功能、胃肠道激素分泌间接影响胃运动，还可以抑制人体消化间期移行性复合运动的产生和胃窦部动力，直接影响胃运动功能。研究发现，高血糖患者消化间期移行复合运动Ⅲ期受抑制甚至缺失，导致胃排空异常、胃电节律紊乱，而控制血糖后可得到缓解；同时胃排空延缓造成血糖浓度增高，使高血糖不易控制。临床观察证实，糖尿病性胃轻瘫患者血糖控制后胃轻瘫症状可改善，这也说明高血糖是糖尿病患者胃肠动力异常的原因之一[5]。

3. 胃肠激素分泌异常 胃肠激素包括胃动素、胃泌素、抑胃肽、缩胆囊肽、脑啡肽、促胰液素和生长抑素等，广泛分布于消化道内，调节胃排空及胃运动。临床观察发现，糖尿病性胃轻瘫患者中无论是血浆还是组织蛋白及 mRNA 表达，胃泌素及胃动素水平均增高、生长抑素降低，提示胃泌素、胃动素、生长抑素在糖尿病性胃轻瘫的发生和发展中发挥重要作用[6]。同时实验研究表明，生长素注射显著增强糖尿病小鼠胃排空，生长激素促分泌素受体可以促进其胃肠动力[7]。可见，胃肠激素可能参与糖尿病性胃轻瘫的发病。

4. 微血管及胃肠平滑肌病变 糖尿病微血管病变表现为毛细血管壁迂曲不平、变形、增厚、中断，致其结构破坏，在胃肠道表现为胃肠道缺血、胃肠功能受损，从而延迟胃排空。平滑肌病变表现为形态学异常，影响胃蠕动、肠道收缩与传递功能，造成胃肠排空延迟。观察胃肠道超微结构的实验研究发现，糖尿病大鼠胃窦和结肠黏膜的超微结构均较正常发生变化，主要以微血管和平滑肌细胞改变为主[8,9]。

5. 组织学改变 糖尿病性胃轻瘫患者组织病理学改变包括炎性细胞浸润、神经传递减少和间质细胞缺失[10]。Cajal 间质细胞是位于消化道肠神经末梢和平滑肌之间的自发性起搏细胞，主要通过产生慢波，调控平滑肌收缩、促进胃肠运动。实验研究发现，糖尿病胃肠运动障碍大鼠中的 Cajal 间质细胞数量下降，并伴有结构破坏[11,12]。

6. 其他 目前认为幽门螺杆菌（Hp）感染、微量元素缺乏、精神心理等因素也可能与本病的发病相关。

二、诊断依据

1. 糖尿病病史。

2. 消化道症状 早饱、恶心、发作性呕吐、胃脘或腹部不适、腹胀、便秘、腹泻等。

3. 辅助检查

（1）核素显像技术：4 小时胃部闪烁扫描术是诊断的金标准。2008 年，美国神经运动学会与美国核医学会推荐以下核素试验餐及评价方法：^{99m}Tc 硫化胶体鸡蛋三明治，进餐后分别记录 0 小时、1 小时、2 小时、4 小时胃内残留量。正常参考值：残留量 1 小时（37% ~ 90%），2 小时（30% ~60%），4 小时（0 ~ 10%）。餐后 4 小时残留量 >10%，即可诊断胃排空延迟，并依据残留量分为 4 级：1 级为 11% ~ 20%；2 级为 21% ~35%；3 级为 36% ~50%；4 级为 >50%[13]。因该方法操作复杂、价格昂贵、存在一定辐射风险等原因，我国尚未广泛应用。

（2）^{13}C 胃排空呼气试验：该试验应用^{13}C 钝顶螺旋藻试验餐，进餐后随着^{13}C 被十二指肠吸收、经肝脏代谢、氧化成^{13}CO^2 呼出体外，通过^{13}C/^{12}C 比值评价胃排空延迟情况[14]。本方法应用 150 分钟、180 分钟呼气样本与胃部闪烁扫描术相比，胃排空延迟的敏感性为89%，特异性为 80%[15]。此方法安全、易操作、无辐射，但不适用于活动性肝病、呼吸系统疾病等患者。

（3）胶囊内镜：胶囊内镜可同时检测消化道内pH、胃肠压力、温度等，利用酸、碱性变化判断出排空时间[16]。此方法与胃部闪烁扫描术具有较高一致性[17]。但从口服到排出全过程需要 5 天时间，不适用于肠梗阻、肠麻痹等患者。

（4）磁共振成像（MRI）：使用钆铬合物造影剂，通过 MRI 多层横断面扫描，观察胃内变化，计算胃排空时间，并利用三维重建研究胃结构及生理功能[18]。此方法无创、干扰因素少，但检查成本较高、检查时间长，患者耐受度较差。

（5）超声检查：超声检查利用间接测量胃窦容积变化反映胃排空，即胃窦部面积减少到最大面积一半时所用的时间定义为胃半排空时间。此方法非侵入性，且节段评价较准确，但对操作者技术要求较高[19]。

4. 鉴别诊断　行上消化道内镜或钡餐检查，评估有无机械性梗阻、黏膜损害；行腹部超声评估有无胰腺、胆系疾病；呕吐者须除外妊娠、颅内压增高、进食障碍、慢性呕吐综合征等；完善甲状腺功能、风湿病血清学检查，除外因甲状腺疾病、风湿免疫疾病引起的胃轻瘫。

三、西医治疗方案

西医治疗糖尿病性胃轻瘫主要围绕在控制血糖、改善症状、均衡营养及改善电解质紊乱等方面。

（一）胃肠动力药

胃肠动力药包括多巴胺受体拮抗剂、胃动素受体激动剂及 5-HT_4 受体激动剂 3 类。

1. 多巴胺受体拮抗剂

甲氧氯普胺：为多巴胺 D_2 受体拮抗剂，并具有轻度拮抗 5-HT_3 受体及兴奋 5-HT_4 受体的作用，从而促进胃肠蠕动、改善胃排空。作为唯一获美国食品药品监督管理局（FDA）批准用于糖尿病性胃轻瘫的药物，不良反应较多，尤以长期服用引起中枢锥体外系反应，造成严重的迟发性运动障碍[20]。因此，长期应用甲氧氯普胺时须试验性用药，监测不良反应，探寻个体最低有效剂量。

多潘立酮：另一种多巴胺 D_2 受体拮抗剂，同样促进胃动力，改善胃排空，且其不易透过血脑屏障，中枢不良反应较小，应用更安全。

2. 胃动素受体激动剂　临床常用的有红霉素、米坦西诺等。

红霉素：大环内酯类抗生素，作用于胃十二指肠的胆碱能神经元和平滑肌，激动胃动素受体，但易导致体内菌群失调。

米坦西诺：一种新型大环内酯衍生类胃动素激动剂，具有促进胃肠排空的作用，可改善糖尿病患者的上消化道症状[21]。

3. 5-HT$_4$ 受体激动剂 莫沙必利、普鲁卡必利等。

莫沙必利：选择性 5-HT$_4$ 受体激动药，能促进乙酰胆碱的释放，促进胃肠道动力，从而改善症状，且不影响胃酸的分泌，不良反应轻微，耐受性较好。

普鲁卡必利：新一代高选择性 5-HT$_4$ 受体激动剂，能有效促进胃排空及结肠运动，且心血管安全性高于传统 5-HT$_4$ 受体激动剂[22]。

（二）止吐药

多巴胺 D$_2$ 受体拮抗剂、5-HT$_3$ 受体拮抗剂、组胺受体 H$_1$ 拮抗剂、抗胆碱能药等均具有止吐作用。

1. 多巴胺 D$_2$ 受体拮抗剂 分噻嗪类及丁酰苯类抗精神病药物为中枢镇吐药，通过抑制催吐化学感受区发挥镇吐作用，使用时须注意有无锥体外系反应。分噻嗪类包括氯丙嗪、丙氯丙嗪等；丁酰苯。

2. 5-HT$_3$ 受体拮抗剂 常用药物有昂丹司琼、格拉司琼、阿扎司琼等，具有强效、高选择性阻断 5-HT$_3$ 受体而发挥止吐作用，且毒副作用极小，无锥体外系副作用等。

3. 组胺受体 H$_1$ 拮抗剂 主要以苯海拉明、异丙嗪止吐作用最强，不良反应包括困倦、嗜睡、口干等。

4. 抗胆碱能药 东莨菪碱：外周抗胆碱能药，对呕吐有良好效果。

5. 其他药物 米氮平：抗抑郁剂，作用于 5-HT$_3$ 受体，能够改善顽固性胃轻瘫症状[23]。阿瑞匹坦：神经激肽-1（NK-1）受体阻滞剂，抗焦虑、抑郁的同时具有良好止吐效果[24]。

（三）其他药物

Ghrelin 及其类似物：Ghrelin 作为一种生长激素促分泌受体的内源性配体，表达于胃迷走神经传入神经剂肠神经元，可以促进胃排空[25]；Ghrelin 受体激动剂（TZP-101）也具有改善胃排空作用[26]。

另外，肠促胰素类药物如胰高血糖素样肽-1（GLP-1）类似物及胰淀粉样多肽类似物均有延缓胃排空作用，治疗中注意糖尿病性胃轻瘫患者对此类药物的耐受性[27,28]。

四、中医药治疗

糖尿病性胃轻瘫因其表现恶心呕吐、早饱、腹胀等，将本病归于中医"痞满""呕吐"等范畴。木病乃因平素饮食不节、嗜食肥甘，或情志不舒，或消渴日久，损伤脾胃，运化失司，或痰浊内生，或耗伤胃阴，脾失升清，胃失和降所致。中医治疗包括中药辨证论治、中成药、针灸等。

（一）辨证论治

1. 肝气郁滞证

症见：胸胁不舒，痞塞满闷，餐后饱胀，累及两胁，恶心嗳气，食欲不振，心烦易怒，或情志抑郁，或时作叹息，因情志加重，舌苔薄白，脉弦。化热者可兼见口干、口苦、心中烦热，舌红，苔黄。

治则：疏肝解郁，理气消痞。

方药：柴胡疏肝散加减。药用柴胡、川芎、陈皮、香附、白芍、枳壳、甘草、郁金；化火者，可加黄连、栀子、川楝子，或合左金丸。

中成药可选择柴胡疏肝散或逍遥丸。

2. 脾胃虚弱证

症见：胃脘痞闷，胀满时减，食少不饥，喜温喜按，少气懒言，倦怠乏力，大便稀溏，舌淡苔白，脉沉弱或虚大无力。

治则：健脾益气，升清降浊。

方药：补中益气汤加减。生黄芪、党参、生白术、甘草、当归、陈皮、柴胡、升麻、木香等。

中成药可选择六君子丸或补中益气丸。

3. 胃阴亏虚证

症见：胃脘痞闷，饥不欲食，恶心嗳气，时欲呕吐，口燥咽干，胃中嘈杂，大便秘结，舌红，少苔，脉细数。

治则：滋养胃阴，和胃降逆。

方药：益胃汤加减。药用太子参、北沙参、麦冬、玉竹、白芍、乌梅、生甘草、生地、枳壳等。

4. 脾虚湿阻证

症见：胃脘满闷不舒，不欲饮食，身重肢倦，呕恶痰多，口淡不渴，大便黏腻，舌胖、边齿痕，苔腻，脉濡缓。

治则：健脾理气，化湿宽中。

方药：香砂六君子汤加减。药用党参、生白术、茯苓、陈皮、半夏、甘草、厚朴、木香、砂仁等。

中成药可选香砂六君子丸。

5. 脾阳亏虚证

症见：胃脘痞闷，食少不饥，口中吐涎，喜温喜按，劳累及食冷诱发或加重，神疲乏力，畏寒肢冷，大便稀溏，舌淡苔白，脉沉弱无力。

治则：健脾益气，温阳散寒。

方药：苓桂术甘汤加减。药用生黄芪、生白术、茯苓、桂枝、生姜、半夏、甘草、吴茱萸等。

中成药可选理中丸。

（二）中医非药物治疗

非药物治疗包括针刺、电针、穴位注射、耳穴贴压及推拿等多种方法。

具体非药物治疗方法可参照本书第三部分相应章节。

（周静鑫）

· 参考文献 ·

[1] Intagliata N, Koch KL. Gastroparesis in type 2 diabetes mellitus: prevalence, etiology, diagnosis, and treatment [J]. Current Gastroenterology Reports, 2007, 9 (4): 270-279.

［2］Punkkinen J，Färk kilä M，Mätzke S，et al. Upper abdominal symptoms in patients with Type 1 diabetes：un related to impairment in gastric emptying caused by autonomic neuropathy［J］．Diabet Med，2008，25（5）：570-577.

［3］李青，黄春，黄莹．弥可保与莫沙必利治疗糖尿病并发胃瘫效果分析［J］．中国医学创新，2012，9（23）：23-24.

［4］王秀国，朱志红，张敏．L-精氨酸对2型糖尿病大鼠胃排空功能的影响［J］．莆田学院学报，2007，14（5）：41-44.

［5］姚东英，刘菲．糖尿病胃轻瘫发病机制的研究进展［J］．国际消化病杂志，2011，31（1）：16-17.

［6］吴波，杜强，郑长青，等．胃泌素和生长抑素在糖尿病胃轻瘫中作用的研究［J］．中国医科大学学报，2009，38（10）：783-785.

［7］邱文才，王维刚，王志刚，等．Ghrelin对糖尿病小鼠胃排空的影响及机制［J］．世界华人消化杂志，2007，15（34）：3617-3620.

［8］张亚萍，高革．糖尿病胃肠功能紊乱模型胃肠道超微结构变化的研究［J］．世界华人消化杂志，2002，14（4）：150-152.

［9］赵宏贤，陈霞，杨燕，等．糖尿病胃轻瘫大鼠胃平滑肌细胞超微结构变化［J］．现代预防医学，2008，35（9）：1764-1766.

［10］Harberson J，Thomas RM，Harbison SP，et al. Gastric neuromuscular pathology in gastroparesis：analysis of full-thickness antral biopsies［J］．Dig Dis Sci，2010，55（2）：359-370.

［11］罗云，林琳，张红杰，等．糖尿病慢传输运动结肠Cajal间质细胞因子的变化［J］．世界华人消化杂志，2007，15（5）：458-463.

［12］穆标，刘之武，崔海沫，等．Cajal间质细胞在糖尿病胃轻瘫发病机制中的作用［J］．天津医药，2008，36（8）：616-618.

［13］Abell TL，Camilleri M，Donohoe K，et al. Consensus recommendations for gastric emptying scintigraphy：a joint report of the American Neurogastroenterology and Motility Society and the Society of Nuclear Medicine［J］．Am J Gastroenterol，2008，103（3）：753-763.

［14］Zahn A，Langhans CD，Hoffner S，et al. Measurement of gastric emptying by 13C-octanoic acid breath test versus scintigraphy in diabetics [J]. Z Gastroenterol, 2003, 41 (5): 383-390.

[15] Szarka LA, Camilleri M, Vella A, et al. A stable isotope breath test with a standard meal for abnormal gastric emptying of solids in the clinic and in research [J]. Clin Gastroenterol Hepatol, 2008, 6 (6): 635-643.

[16] Cassilly D, Kantor S, Knight LC, et al. Gastric emptying of a non-digestible solid: assessment with simultaneous SmartPill pH and pressure capsule, antroduodenal manometry, gastric emptying scintigraphy [J]. Neurogastroenterol Motil, 2008, 20 (4): 311-319.

[17] Rao SSC, Kuo B, McCallum RW, et al. Investigation of colonic and whole gut transit with wireless motility capsule and radioopaque markers in constipation [J]. Clin Gastroenterol Hepatol, 2009, 7 (5): 537-544.

[18] Feinle C, Kunz P, Boesiger P, et al. Scintigraphic validation of a magnetic resonance imaging method to study gastric emptying of a solid meal in humans [J]. Gut, 1999, 44 (1): 106-111.

[19] Tefera S, Gilja OH, Olafsdottir E, et al. Intragastric maldistribution of a liquid meal in patients with reflux oesophagitis assessed by three dimensional ultrasonography [J]. Gut, 2002, 50 (2): 153-158.

[20] Patterson D, Abell T, Rothstein R, et al. A double-blind multicenter comparison of domperidone and metoclopramide in the treatment of diabetic patients with symptoms of gastroparesis [J]. Am J Gastroenterol, 1999, 94 (5): 1230-1234.

[21] McCallum RW, Cynshi O. Clinical trial: effect of mitemcinal (a motilin agonist) on gastric emptying in patients with gastroparesis - a randomized, multicentre, placebo-controlled study [J]. Aliment Pharmacol Ther, 2007, 26 (8): 1121-1130.

[22] Camilleri M. Novel pharmacology: asimadoline, a kappa-opioid agonist, and visceral sensation [J]. Neurogastroenterol Motil, 2008, 20 (9): 971-979.

[23] Kim SW, Shin IS, Kim JM, et al. Mirtazapine for severe gastroparesis

unresponsive to conventional prokinetic treatment ［J］. Psychosomatics, 2006, 47（5）: 440-442.

［24］ Curran MP, Robinson DM. Aprepitant: a review of its use in the preven-tion of nausea and vomiting ［J］. Drugs, 2009, 69（13）: 1853-1878.

［25］ Murray CD, Martin NM, Patterson M, et al. Ghrelin enhances gastric emptying in diabetic gastroparesis: a double blind, placebo controlled, crossover study ［J］. Gut, 2005, 54（12）: 1693-1698.

［26］ Ejskjaer N, Vestergaard ET, Hellstrom PM, et al. Ghrelin receptor ago-nist（TZP-101）accelerates gastric emptying in adults with diabetes and symptomatic gastroparesis ［J］. Aliment Pharmacol Ther, 2009, 29（11）: 1179-1187.

［27］ Vella A, Lee JS, Camilleri M, et al. Effects of pramlintide, an amylin analogue, on gastric emptying in type 1 and 2 diabetes mellitus ［J］. Neurogastroenterol Motil, 2002, 14（2）: 123-131.

［28］ Linnebjerg H, Park S, Kothare PA, et al. Effect of exenatide on gastric emptying and relationship to postprandial glycemia in type 2 diabetes ［J］. Regul Pept, 2008, 151（151）: 123-129.

第三节　糖尿病肾病的中西医治疗

糖尿病肾病（diabetic nephropathy, DN）是糖尿病主要的慢性并发症之一，由糖尿病引起的微血管病变而导致的肾小球硬化性疾病。临床表现有蛋白尿、水肿、高血压和肾功能进行性损害，开始可以是间歇性蛋白尿，以后逐渐加重变为持续性蛋白尿，由于长期大量蛋白尿，以及糖尿病本身蛋白质代谢失调，可以出现低蛋白血症，以致产生肾病综合征，有的可以同时合并肾功能不全，病情继续恶化发展为肾衰竭。在西方国家，DN 是导致终末期肾病（end-stage renal disease，ESRD）的首要病因（约占 35%），在我国这一比例也在逐年上升[1]。DN 在 1 型糖尿病中的患病率约为 33%～40%，2 型糖尿病中的患病率约为 20%～25%[2]。1999 年国内初步统计，它是导致终末期肾衰竭的第二位疾病，占全部透析患者的 13.3%[3]，而且随着糖尿病患者数的增加也逐年增加。因此，控制糖尿病肾病的发生发展对提高糖尿病患者生存质量及寿命非常重要。

一、发病机制

（一）遗传因素

近年来，遗传因素在糖尿病肾病发病中引起大家重视。糖尿病控制和并发症试验（DCCT）研究表明，在未能行良好血糖控制的糖尿病患者中，仅有 30% 的 1 型糖尿病患者及 40% 的 2 型糖尿病患者合并 DN，且患病率呈现家族聚集性及种族差异[4]。这说明存在着机体对糖尿病内环境紊乱的反应问题，并且遗传因素在决定糖尿病肾病易感性方面起着重要作用。

（二）代谢异常

1. 糖代谢异常　不管 1 型糖尿病肾病还是 2 型糖尿病肾病，高血糖都是其基本代谢特征。近些年的资料表明[5]，高血糖既可直接对肾脏组织造成损害，又可通过多元醇代谢途径活性增加、晚期糖基化终末产物生成增加、二酰基甘油-蛋白激酶 C 途径激活等多途径造成肾脏损伤，最终导致糖尿病肾病的形成。

2. 脂代谢异常　糖尿病患者除主要表现糖代谢紊乱外，常伴随脂代谢紊乱。脂代谢紊乱超过脂肪组织的存储能力，沉积于非脂肪组织——肾，对肾造成损伤。①渗入肾小球的单核/巨噬细胞，其吞噬脂质增加，形成泡沫细胞，加重肾小球的硬化[6]；②肾内缩血管活性物质释放增加，肾小球毛细血管内压升高[7]；③纤溶活性降低，而血液黏滞度增加，血流减慢，肾脏血流减少[8]。以上共同导致肾小球基底膜增厚，细胞外基质（ECM）聚集，肾小球硬化及肾小管损伤，最终发生肾功能受损[9]。

（三）血流动力学改变

大量研究表明，糖尿病早期肾小球滤过率（GFR）增高患者较早期无高滤过者更容易发生糖尿病肾病。其血流动力学改变与高糖、高蛋白饮食、肾素-血管紧张素系统（RAS）激活、内皮素表达增加等有关[10]。

（四）细胞因子

大量细胞因子的激活也是 DN 的重要发病机制之一。目前认为与 DN 发病机制有关的细胞因子包括转化生长因子-β_1（TGF-β_1）[11]、血小板源性生长因子（PDGF）、结缔组织生长因子（CTGF）、核转录因子-

κB（NF-κB）、血管内皮细胞生长因子（VEGF）[12]、肿瘤坏死因子-α（TNF-α）等。

二、临床症状

糖尿病肾病起病隐袭，缓慢进展，早期的肾脏病有关症状不多，因此大多数糖尿病肾病患者是在出现明显蛋白尿或显著水肿时方被觉察。本病的主要临床表现如下：

1. 蛋白尿 是糖尿病肾病的第一个临床表现，初为间断性，后转为持续性。尿微量白蛋白检查或尿微量白蛋白肌酐比值（ACR），可较早诊断蛋白尿，对控制病情有益。

2. 水肿 糖尿病肾病发生水肿时多由于大量蛋白尿所致，此阶段表明已发展至临床蛋白尿期。

3. 高血压 出现较晚。但高血压能加重肾脏病变的发展和肾功能的恶化，因此控制高血压至关重要。

4. 贫血 糖尿病肾病发展至肾功能不全时，可有轻至中度的贫血，即肾性贫血。

5. 肾功能异常 从蛋白尿的出现到肾功能异常，主要受尿蛋白量的多少影响。若糖尿病得到很好控制，尿蛋白量较少，可多年不出现肾功能异常。若出现大量蛋白尿，则肾功能恶化进度较快。另外，糖尿病肾病往往伴有糖尿病性视网膜病变，患者可自觉视力下降，视物模糊。

三、诊断标准

（一）疾病诊断

参照《肾脏病学》第 2 版（王海燕主编，人民卫生出版社 2009 年出版）。

1. 有确切的糖尿病史。

2. 尿白蛋白排泄率（UAER）　3 个月内连续尿检查 3 次 UAER 介于 $20\sim200\mu g/min$（$28.8\sim288mg/24h$），且可排除其他引起 UAER 增加原因者，可诊断为早期糖尿病肾病。

3. 持续性蛋白尿　尿蛋白 $>0.5g/24h$ 连续 2 次以上，并能排除其他引起尿蛋白增加的原因者，可诊断为临床期糖尿病肾病。临床期糖尿病肾病，可以出现蛋白尿、水肿、高血压和肾功能损害。

临床上凡糖尿病患者，尿白蛋白排泄率、尿蛋白定量异常增高，或出现水肿、高血压、肾功能损害，或伴有糖尿病性视网膜病变，都应考虑到糖尿病肾病。以下情况应考虑非糖尿病肾病：糖尿病病程较短；单纯肾源性血尿或蛋白尿伴血尿；短期内肾功能迅速恶化；不伴视网膜病变；突然出现水肿和大量蛋白尿而肾功能正常；显著肾小管功能减退；合并明显的异常管型。鉴别困难时可以通过肾穿刺病理检查进行鉴别。

（二）疾病分期

丹麦学者 Mogensen 将 1 型糖尿病所致肾损害分为 5 期，2 型糖尿病所致肾损害也参考该分期。

Ⅰ期：又称肾小球滤过率增高期。肾血流量逐渐增高，肾小球滤过率增加，血清肌酐和尿素氮较正常人为低。此期，肾脏体积约增大20％，肾血浆流量增加，内生肌酐清除率增加约40％，肾脏无组织学改变。肾小球滤过率增加与肾脏体积和重量增加、肾小球和肾小管体积增大有关。

Ⅱ期：正常白蛋白尿期。本期特点是出现肾小球结构损害，出现肾小球毛细血管基底膜增厚，并呈逐渐增厚趋势。此期超滤状态依然存在，运动后尿微量白蛋白排泄率升高，是本期唯一的临床证据，病变可逆。

Ⅲ期：早期糖尿病肾病，又叫持续性微量白蛋白尿。本期主要损害肾小球基底膜电荷屏障，白蛋白排出增加。尿蛋白呈间歇性，蛋白尿有所加重，随病情发展，尿微量清蛋白排泄率（UAER）升高并逐渐固定在 $20 \sim 200 \mu g/min$，本期后阶段可出现血压升高。

Ⅳ期：临床糖尿病肾病。常规尿化验蛋白阳性，可伴有水肿和高血压，多呈肾病综合征表现，预后较为险恶。肾小球滤过率逐渐降低，肾功能逐渐减退。

Ⅴ期：即终末期肾病（简称ESRD）。出现尿毒症表现，通常需要透析治疗。

上述糖尿病肾病分期中，Ⅲ期以前患者在临床上尚无明显肾脏损害的表现，肾脏病理改变尚可逆转，如若及时进行有效的治疗，可以阻止糖尿病肾病的进一步发展。所以Ⅲ期以前称糖尿病肾病早期或非临床期。而一经进入Ⅳ期以后，患者不仅出现肾脏损害的临床表现，肾脏病理改变已难以逆转，病情将进行性发展，终将进入尿毒症期。

四、监测指标[13]

糖尿病患者在确诊糖尿病后每年均应做肾脏病变的筛检。最基本的检查是尿常规，检测有无尿蛋白。这种方式有助于发现明显的蛋白尿（以及其他一些非糖尿病肾病），但会遗漏微量白蛋白尿。因此需要监测尿微量白蛋白，检测尿液微量白蛋白最简单的方法是测定晨尿或随机尿中白蛋白与肌酐的比值，如结果异常，则应在 3 个月内重复检测以明确诊断。如 3 次 ACR 中有 2 次升高，排除感染等其他因素时，可诊断为早期糖尿病肾病。

所有成年糖尿病患者中，不管尿白蛋白排泄程度如何，至少每年检测血肌酐。血肌酐用来估算肾小球滤过率（GFR）和评价慢性肾脏病的分期情况。

五、西医治疗[13]

糖尿病肾病的治疗应是综合治疗，强调预防和早期治疗。在治疗糖尿病的同时，就要考虑糖尿病肾病的预防。积极控制血糖，定期检查尿白蛋白排泄率，控制血压，减少尿蛋白的排泄。

1. 改变生活方式　如合理控制体重、糖尿病饮食、戒烟及适当运动等。

2. 低蛋白饮食　临床糖尿病肾病期时应实施低

蛋白饮食治疗，肾功能正常的患者饮食蛋白入量为0.8g/（kg·d）；在肾小球滤过率下降后，饮食蛋白入量为0.6~0.8g/（kg·d），蛋白质来源应以优质动物蛋白为主。如蛋白摄入量≤0.6g/（kg·d），应适当补充复方α-酮酸制剂。

3. 控制血糖　控制血糖是治疗糖尿病肾病的基础治疗。治疗应采取糖尿病教育、饮食疗法、适当运动、药物治疗和血糖监测等多种手段，使血糖控制接近正常。使糖化血红蛋白<7%，空腹血糖<6.0mmol/L，餐后2小时血糖<8.0mmol/L，同时注意尽量避免低血糖的发生。药物治疗时，肾功能不全的患者可优先选择从肾脏排泄较少的降糖药，如格列喹酮、瑞格列奈等，严重肾功能不全者应采用胰岛素治疗，宜选用短效胰岛素，以减少低血糖的发生。

4. 控制血压　控制高血压是延缓糖尿病肾病发展的关键。控制高血压首先要限制患者对钠盐的摄入，同时禁烟、戒酒，减轻体重，适当运动，这是治疗的基础。大于18岁的非妊娠患者血压应控制在140/80mmHg以下。降压药首选血管紧张素转化酶抑制剂（ACEI）或血管紧张素Ⅱ受体阻滞剂（ARB），血压控制不佳者可加用其他降压药物。

5. 控制蛋白尿　自肾脏病变早期阶段（微量白蛋白尿期），不论有无高血压，首选肾素-血管紧张素系统抑制剂（ACEI或ARB类药物），能减少尿白蛋白。因该类药物可能导致短期肾小球滤过率下降，在开始使用这些药物的 1～2 周内应检测血肌酐和血钾浓度。不推荐血肌酐 >265.2μmol/L（3mg/dl）的肾病患者应用肾素-血管紧张素系统抑制剂。

6. 透析治疗和移植　对糖尿病肾病肾衰竭者需透析或移植治疗时，应该尽早开始。一般肾小球滤过率降至 15～20ml/min 或血清肌酐水平超过 442μmol/L（5mg/dl）时应积极准备透析治疗，透析方式包括腹膜透析和血液透析。有条件的糖尿病患者可行肾移植或胰-肾联合移植。

六、中医治疗

中医无糖尿病肾病病名，但对糖尿病肾病早有记载。宋代《圣济总录》提出"消肾"之病名，"消渴日久，肾气受伤，肾主水，肾气虚衰，气化失常，开阖不利，水液聚于体内而成水肿"。历代医家依据其病机、症状归为"肾消""肾劳""尿浊""水肿""关格"等范畴。吕仁和根据本病的病位病机和临床表现，提出其中医病名为"消渴病肾病"。中医认为，糖尿病肾病是在消渴病气阴亏虚基础上，病久及肾，肾失封藏，精微下泄，发展而来，其基本病机特点为"本虚标实"。在本病的不同发展阶段，病机侧重点是不同的。当其进展到终末期，即肾衰竭期，乃是由阴损及阳，阴阳两虚，脾阳不振，肾失温化，水湿气化不利，浊毒停聚于体内，致使肾元衰败，五脏皆损，气血阴阳亏虚，三焦阻滞，气机逆乱，而成关格之重症[14]。

（一）中医分期辨证论治

糖尿病肾病是一个十分复杂、涉及机体多重功能的疾病，病程长，症状繁多，从微量白蛋白尿、蛋白尿到肾病综合征、肾衰竭，是一个病情进行性加重的过程，临床差异很大，中医病机也在不断变化，不同阶段疾病的主要病机特点不同。因此，在治疗中可以对糖尿病肾病先进行分期，再行论治。西医按照丹麦学者Mogensen 的观点将糖尿病肾病分为 5 期。国内在临床上将糖尿病肾病划分为早中晚 3 期：早期，即西医早期糖尿病肾病，相当于 Mogensen 糖尿病肾病Ⅲ期；中期，即西医临床期糖尿病肾病肾功能正常者，相当于Mogensen 糖尿病肾病Ⅳ期肾功能正常者；晚期，即西医临床期糖尿病肾病存在肾功能不全者，相当于Mogensen 糖尿病肾病Ⅳ期肾功能不全和Ⅴ期患者。

2010 年初，由国家中医药管理局医政司发布了《22 个专业 95 个病种中医临床路径与诊疗方案》。其中，消渴病肾病（糖尿病肾病）中医辨证方案，主张辨证在分期基础上进行。即早期、中期主证分为气阴虚血瘀证、阳气虚血瘀证、阴阳俱虚血瘀证三证，兼证分为气滞、痰阻、结热、郁热、湿热、水湿、饮停七证；晚期分为气阴虚血瘀湿浊证、阳气虚血瘀湿浊证、阴阳俱虚血瘀湿浊证三证，兼证分为动风、动血、伤神三证。具体辨证论治方案如下：

1. 早中期辨证论治　要求在饮食治疗、降糖、降压治疗的基础上，采用中医药辨证论治措施。可以根据本虚证表现分为3型辨证论治，同时可以根据具体标实兼证，随证加减。

（1）气阴虚血瘀证（气虚证、阴虚证、血瘀证同见）：神疲乏力，腰膝酸软，四肢困倦，气短声低，平素易感，口燥咽干，五心烦热，心烦失眠，或午后低热，尿频色黄，或有浮肿，或视物模糊，或有胸痛，或有肢体麻木疼痛，或有半身不遂，肌肤甲错，自汗、盗汗，尿频量多，口渴欲饮，大便偏干，舌质黯红，或舌黯红体瘦，舌苔薄黄或少苔，脉沉细或数。

治法：益气养阴，补肾化瘀。

方药：参芪地黄汤、清心莲子饮、生脉散加减。黄芪、北沙参、酒萸肉、桑白皮、土茯苓、鬼箭羽、丹参、葛根等。

中成药：可用六味地黄丸（水蜜丸、颗粒剂）、生脉胶囊、阿魏酸哌嗪片等。

（2）阳气虚血瘀证（气虚证、阳虚证、血瘀证同见）：神疲乏力，心悸气短，自汗易感，夜尿频多色清，或有浮肿，腰膝冷痛，畏寒肢冷，阳痿早泄，或视物模糊，或有胸痛，或有肢体麻木疼痛，或有半身不遂，肌肤甲错，手足背冷凉，大便溏稀，舌体胖大，舌质黯淡，有齿痕，舌苔白或灰腻水滑，脉沉细无力。

治法：益气温阳，补肾化瘀。

方药：参苓白术散、胃苓汤、水陆二仙丹加减。炙黄芪、太子参、茯苓、白术、山药、莲子肉、炒薏苡仁、金樱子、麸炒芡实等。

中成药：可用参苓白术丸（水丸）、阿魏酸哌嗪片等。

（3）阴阳俱虚血瘀证（气虚证、阴虚证、阳虚证、血瘀证同见）：神疲乏力，气短懒言，口干咽燥，腰膝冷痛，夜尿频多，或有浮肿，怕冷怕热，阳痿早泄，妇女月经不调，或手足心热而手足背冷凉，或视物模糊，或有胸痛，或有肢体麻木疼痛，或有半身不遂，肌肤甲错，大便时干时稀，舌体胖大，舌质黯淡或黯红、有齿痕，舌苔白或黄腻，或灰腻，脉沉细无力。

治法：补肾培元，滋阴助阳，益气固本。

方药：玉屏风散、肾气丸、五子衍宗丸加减。党参、黄芪颗粒、山药、酒萸肉、生地黄、茯苓、肉桂、盐车前子、枸杞子、盐菟丝子、醋五味子、姜黄、川芎等。

中成药：可用玉屏风颗粒、金匮肾气丸、五子衍宗丸、阿魏酸哌嗪片等。

根据标实兼证加减用药：

（1）兼气滞证：情志抑郁，胸胁脘腹胀满，嗳气，善太息，腹满痛得矢气则舒，舌黯苔起沫，脉弦。

治法：理气解郁。

推荐方药：配合逍遥丸、四磨汤口服液等。可酌用香附、枳壳、陈皮、荔枝核。

（2）兼痰阻证：形体肥胖，胸脘满闷，或呕吐痰涎，或咳嗽有痰，肢体困重，舌苔白腻，脉滑。

治法：化痰除湿。

推荐方药：配合二陈丸、荷丹片等。可酌用陈皮、制半夏、荷叶。

（3）兼结热证：口渴多饮，多食，大便干结，小便频多，喜凉，舌红苔黄干，脉滑数而实。

治法：清泄结热。

推荐方药：可酌用大黄、黄连、黄芩、知母、桑白皮、夏枯草。

（4）兼郁热证：口苦，咽干，头晕目眩，心烦眠差，恶心欲呕，食欲不振，胸胁苦满、嗳气，舌略红，舌苔略黄，脉弦或数。

治法：清解郁热。

推荐方药：配合加味逍遥丸、小柴胡颗粒等。可酌用柴胡、黄芩、赤芍药、白芍药、丹皮、山栀、夏枯草。

（5）兼湿热证：头晕沉重，脘腹痞闷，四肢沉重，口中黏腻，大便不爽，小便黄赤，舌偏红，舌苔黄腻，脉滑数或濡数滑、弦滑。

治法：清化湿热。

推荐方药：配合二妙丸、四妙丸等。可酌用苍术、薏苡仁、制半夏、地肤子、石韦、萆薢。

（6）兼水湿证：面目及肢体浮肿，或小便量少，四肢沉重，舌体胖大有齿痕，苔水滑，脉弦滑或沉。

治法：利水渗湿。

推荐方药：可酌用猪苓、茯苓、陈皮、大腹皮、桑白皮、冬瓜皮、石韦、土茯苓。

（7）兼饮停证：背部恶寒，咳逆倚息不得卧，或胸膺部饱满，咳嗽引痛，或心下痞坚，腹胀叩之有水声，舌苔水滑，脉沉弦或滑。

治法：通阳化饮。

推荐方药：可酌用猪苓、茯苓、桂枝、白术、车前子（包煎）、炒葶苈子、桑白皮。

2. 晚期辨证论治　晚期消渴病肾病临床诊治，要求在饮食治疗、降糖、降压治疗和抗贫血、纠正酸中毒与电解质紊乱对症治疗的基础上，采用中医药辨证论治口服中药和中成药治疗措施。消渴病肾病辨证论治内服中药方面，可以根据本虚证表现分为 3 型辨证论治，同时可以根据具体标实兼证，随证加减。

（1）气阴虚血瘀湿浊证（气虚、血虚、阴虚、血瘀、湿浊证同见）：神疲乏力，面色苍黄，口燥咽干，双目干涩，乏力体倦，头晕心悸，腰膝酸软，五心烦热、心烦失眠，多饮尿频，或尿少浮肿，皮肤瘙痒，灼热干燥，或小腿抽筋，呕恶吐酸，烧心，爪甲色淡，或视物模糊，或有胸痛，或有肢体麻木疼痛，或有半身不遂，肌肤甲错，爪甲色淡，舌黯红或黯淡，舌体瘦，苔薄黄腻，脉沉细或数。

治法：益气养血，滋肾护元，祛瘀化湿，泄浊解毒。

推荐方药：当归补血汤、生脉散、左归丸、黄连温胆汤、升降散加减。黄芪、当归、生地黄、茯苓、鬼箭羽、沙参、土茯苓、黄连、陈皮、竹茹、姜半夏、枳壳、生大黄等。

中成药：可用生脉胶囊、左归丸、金水宝胶囊、百令胶囊、新清宁片、尿毒清颗粒等。

（2）阳气虚血瘀湿浊证（气虚、血虚、阳虚、血瘀、湿浊证同见）：神疲乏力，面色苍白无华，体倦懒言，畏寒肢冷，头晕心悸，视物模糊，腰膝冷痛，腹胀喜暖，恶心呕吐清水，大便稀溏，嗜卧，夜尿频多，小便清长，或尿少浮肿，皮肤湿痒，或视物模糊，或有胸痛，或有肢体麻木疼痛，或有半身不遂，肌肤甲错，爪甲色淡，舌胖大，舌质淡黯，舌苔白腻，或灰腻，脉沉细无力。

治法：益气养血，温肾护元，祛瘀化湿，泄浊解毒。

推荐方药：当归补血汤、香砂六君子汤、大黄附子汤加减。黄芪、当归、木香、砂仁、茯苓、太子参、陈皮、生薏苡仁、苍术、白术、芡实、金樱子、姜半夏、姜黄、熟大黄、川芎。

中成药：可用香砂养胃丸、金匮肾气丸、归脾丸等，金水宝胶囊、百令胶囊、新清宁片、尿毒清颗粒等。

（3）气血阴阳俱虚血瘀湿浊证（气虚、血虚、阴虚、阳虚、血瘀、湿浊证同见）：神疲乏力，表情淡漠，面色黧黑，头晕耳鸣，视物模糊，心悸气短，咽干口燥，口中尿味，嗜睡，或心烦失眠，腰膝酸冷，手足心热而手足背寒，自汗盗汗，夜尿频多，或尿少水肿，大便时干时稀，或视物模糊，或有胸痛，或有肢体麻木疼痛，或有半身不遂，肌肤甲错，皮肤瘙痒爪甲色淡，舌体胖大，暗淡有齿痕，舌苔黄腻，或白腻，或灰腻，脉沉细或沉细而数。

治法：益气养血，补肾培元，祛瘀化湿，泄浊解毒。

推荐方药：当归补血汤、右归丸、温胆汤、温脾汤加味。黄芪、当归、太子参、茯苓、熟地黄、麸炒白术、陈皮、姜半夏、枳壳、茯苓、川芎、姜黄、生薏苡仁、熟大黄。

中成药：可用右归丸、归脾丸、金水宝胶囊、百令胶囊等、新清宁片、尿毒清颗粒等。

根据兼夹证加减用药：

（1）兼动风证：肢体抽搐，甚则角弓反张，或手足震颤，小腿抽筋，全身骨骼酸痛、乏力，舌淡，脉细弱，或弦细。

治法：柔肝缓急，平肝息风。

推荐方药：可配合芍药甘草汤、羚角钩藤汤等，酌用赤芍药、白芍药、薏苡仁、木瓜、生牡蛎、生龙骨。

（2）兼动血证：牙龈出血，皮下紫癜，呕血，咳血，吐血，便血。

治法：凉血和血止血。

推荐方药：可配合犀角地黄汤、茜根散等，可酌用三七粉、茜草、仙鹤草。或服用云南白药。

（3）兼伤神证：表情淡漠，或躁扰不宁，嗜睡，甚则意识朦胧，昏不知人，神昏谵语。

治法：化浊醒神开窍。

推荐方药：可配合菖蒲郁金汤等，可酌用石菖蒲、郁金、荷叶，或酌情选用玉枢丹等。

（二）其他疗法

1. 辨证选择静脉滴注中药注射液　可酌情选用补气和活血化瘀作用的中药注射液静脉滴注。如气虚者使用黄芪注射液，血瘀者选用川芎嗪注射液、丹红注射液、舒血宁注射液、银杏达莫注射液等。肾功能不全，血瘀浊毒者，选用肾康注射液。

2. 肠道给药疗法　根据病情，选用大黄、牡蛎、蒲公英等药物，水煎取液，适宜温度，保留灌肠。晚期肾衰灌肠方，一般可选用清热泄下、活血解毒、收敛固涩之剂。可用生大黄30g、丹参30g、蒲公英30g、煅牡蛎30g、芒硝30g、地丁30g、煅龙骨30g等。腹满畏寒者，可酌加温中散寒之剂，可用大黄附子汤加味，可用上方加炮附子10g、肉桂10g。亦可采用结肠透析机进行中药结肠透析疗法。

3. 其他疗法　根据病情可选择有明确疗效的治疗方法，如传统针灸、推拿，应用腿浴治疗器，或采用中药穴位注射、中药离子导入法、中药药浴疗法等。药浴方，可用升散透达之剂，如荆芥、防风、麻黄、桂枝、地肤子等，有利于排泄浊毒。中药离子导入技术，可选用桂枝、小茴香、乌药、陈皮、枳壳、桃仁、红花等透达温通、理气导滞、活血化瘀之剂，适用于腰痛、腹胀症状突出的患者。

（三）吕仁和治疗糖尿病肾病经验[15,16]

吕仁和针对糖尿病肾病，创造性提出了"微型癥瘕"病机理论。吕仁和认为糖尿病肾病的发生主要为消渴病治不得法，阴津持续耗伤，加之肾元禀赋有亏，终至真元虚损。肾水不足，肝木失养，肝肾阴虚，阴虚阳亢，肾元封藏无权，故早期常见尿频量多，伴见头晕目花，阴虚耗气，气阴两伤，肾气不固，精微外泄，进而见尿多尿浊；阴损及阳，阴阳两伤，精微外泄而水液停滞，则见尿浊水肿；病情继续发展，肾体劳衰，肾用失司，气血俱伤，脾肾失养，血脉不活，浊毒内停，必诸症蜂起；最终使肾元衰败，五脏受损，三焦受阻，升降失常，水湿泛滥，转为气机逆乱之关格。

对于糖尿病肾病的中医治疗，吕仁和主张分期分型辨证治疗，采取分期综合调治方案，应在益气养阴或滋阴助阳的基础上，重视化瘀散结、化浊解毒，以保护肾功能为要务。

具体糖尿病肾病分期辨证论治如下。

1. 第 1 期（早期）　微量白蛋白尿($20\sim200\mu g/min$)，特征为肾小球滤过率高于正常，进而出现蛋白尿。此期辨证可分为四型六候。

四型加减用药：①肝肾阴虚：拟益气养阴、滋补肝肾，药用黄精、生地、山萸肉、何首乌、墨旱莲、女贞子、牛膝、黄连、赤芍、丹参；②肺肾阴虚：拟益气养阴、滋补肺肾，药用沙参、麦冬、玄参、生地、山萸肉、地骨皮、黄连、枳实、牡丹皮、丹参；③阴阳气虚：拟益气调补阴阳，药用党参、当归、金樱子、芡实、墨旱莲、女贞子、生地、黄连、丹参；④脾肾阳虚：拟益气健脾、助阳补肾，药用生黄芪、苍术、当归、猪苓、木香、砂仁、厚朴、芡实、金樱子、肉桂、黄连、川芎、山楂。

六候加减用药：①气郁：选用柴胡、白芍、枳实、甘草、牡丹皮、山栀、当归、白术、厚朴、茯苓、熟大黄等；②瘀血：选用鬼箭羽、红花、三棱、莪术等；③湿热：湿热中阻用茵陈五苓散和平胃散，湿热下注用加味四妙散；④燥热：用增液汤加葛根、石斛、天花粉；⑤热毒：选用金银花、连翘、黄芩、黄连、紫花地丁、夏枯草等；⑥热结：选用石膏、大黄、番泻叶等。

2. 第 2 期（中期） 特征为尿微量白蛋白 $> 200 \mu g/min$（尿蛋白 $> 500mg/24h$），依据肌酐清除率（Ccr）可以分为 3 度（1 度：$130 \sim 70ml/min$；2 度：$69 \sim 30ml/min$；3 度：$29 \sim 10ml/min$），血压逐渐升高。此期辨证可分为五型九候。

五型：①气血阴虚、浊毒内留：拟益气养血、滋阴降浊，药用太子参、当归、白术、猪苓、川芎、白芍、生地、牛膝、熟大黄、元明粉；②气血阳虚、浊毒内留：拟益气养血、助阳降浊，药用生黄芪、当归、红参、猪苓、川芎、苍术、厚朴、附子、熟大黄、赤芍；③阴阳气虚、浊毒内留：拟调补气血阴阳、降浊利水，药用党参、当归、金樱子、芡实、墨旱莲、女贞子、丹参、川芎、熟大黄、淫羊藿、泽泻、猪苓；④脾肾气虚、浊毒内留：拟调补气血阴阳、清肺降浊，药用沙参、当归、桑白皮、麦冬、五味子、桃仁、杏仁、陈皮、熟大黄、冬虫夏草；⑤心肾气虚、浊毒内留：拟益气养心、活血降浊，药用太子参、麦冬、五味子、当归、川芎、丹参、泽泻、葶苈子、大枣、熟大黄。

九候除"第1期（早期）"中介绍的六候外，还可见痰饮、动风、浊毒伤血三候。①痰饮：用补中益气汤合苓桂术甘汤；②动风：用当归补血汤加木瓜、钩藤、白芍、生甘草，其则加羚羊角、生龙骨、生牡蛎、瓦楞子；③浊毒伤血：选用三七粉、丹参、生地、生蒲黄、水牛角粉、牡丹皮、赤芍。

3. 第3期（晚期或尿毒症期） Ccr < 10ml/min。该期临床特征为肾衰竭进入尿毒症期，血肌酐（Scr）≥422μmol/L，并可见电解质紊乱、酸碱失衡、贫血等一系列尿毒症表现。此期辨证可分为五型十一候。

五型与"第2期（中期）"的五型基本相同，但病情加重，症状增多，治疗基本变化不大。

十一候除"第2期（中期）"的九候外，还可见浊毒伤神、浊毒伤心。①浊毒伤神：选用人参、珍珠粉、大黄；②浊毒伤心：选用人参、麦冬、五味子、丹参、川芎、葶苈子。

（崔赵丽）

· 参考文献 ·

［1］王海燕．肾脏病学［M］．第 2 版．北京：人民卫生出版社，2008：1414.

［2］迟家敏，汪耀，周迎生．实用糖尿病学［M］．北京：人民卫生出版社，2009：511.

［3］中华医学会肾脏病分会透析移植工作组．1999 年度全国透析移植登记报告［J］．中华肾脏病杂志，2001，17（2）：77-78.

［4］Schena FP，Gesualdo L．Pathogenetic mechanisms of diabetic nephropathy［J］．J AmSoc Nephrol，2005，1（Suppl 1）：30-33.

［5］Genuth S，et al．American Diabetes Association：Implication of the United Kingdom Prospective Diabetes Study［J］．Diabetes Care，2000，23（S1）：S27-S33.

［6］Saito T．Abnormal lipid metabolism and renal disorders［J］．Tohoka J Exp Med，1997，181（3）：321-337.

［7］Chen HC，Guh JY，Chang JM，et al．Role of lipid control in diabetic nephropathy［J］．Kidney Int Suppl，2005，67（94）：S60-S62.

［8］Dubois D，Chanson P，Timsit J，et al．Remission of proteinuria following correction of hyperlipidemia in NIDDM patients with nondiabetic glomerulopathy［J］．Diabetes Care，1994，17（8）：906-908.

［9］Wang Z，Jiang T，Li J，et al．Regulation of renal lipid metabolism，lipid accumulation，and glomerulosclerosisin FVB db/db mice with type 2 diabetes［J］．Diabetes，2005，54（8）：2328-2335.

［10］王耀献．糖尿病肾病中医基础与临床［M］．北京：北京科学技术出版社，2014：43-44.

［11］迟秀娥，王元松，田风胜，等．三黄益肾胶囊对糖尿病大鼠肾脏转化生长因子 β_1 及血管内皮生长因子表达的影响［J］．中国实验方剂学杂志，2010，16（14）：143-146.

［12］杜月光，杨明华，柴可夫，等．新加下瘀血汤对糖尿病大鼠肾脏骨

形成蛋白 7 和转化生长因子 β_1 表达的影响 [J]. 中国实验方剂学杂志，2010，16（11）：135-138.

[13] 中华医学会糖尿病学分会. 中国 2 型糖尿病防治指南 [M]. 北京：北京大学医学出版社，2013.

[14] 武曦霭，倪青，李平. 213 例糖尿病肾病的中医证候分布观察 [J]. 北京中医药，2009，2（1）：13-15.

[15] 赵进喜，王耀献. 吕仁和经验集（第二辑）[M]. 北京：人民军医出版社，2009：15-16，137.

[16] 王耀献. 糖尿病肾病中医基础与临床 [M]. 北京：北京科学技术出版社，2014：160-162.

第四节　糖尿病性视网膜病变的中西医治疗

糖尿病性视网膜病变（diabetic retinopathy，DR）是糖尿病最常见的微血管并发症之一，其发病率随年龄增长和糖尿病病程延长而增加。糖尿病病史超过 10 年者，半数以上有糖尿病性视网膜病变，是成年人失明的重要原因。在我国，视网膜病变在糖尿病患者人群中的患病率为 24.7%～37.5%。其基本病理是高血糖主要引起视网膜微血管系统的损害，毛细血管肿胀变形，使血-视网膜屏障破坏，引起视网膜水肿和新生血管的形成及纤维化为主要特征，引发玻璃体出血和视网膜脱离，最终导致失明。

一、发病机制

糖尿病性视网膜病变的机制复杂，其发病基础与长期慢性高血糖密切相关，是在遗传易感基因基础上，高血糖导致视网膜多元醇通路活性增强、蛋白激酶 C 激活、血管壁细胞代谢紊乱，终末糖基化产物积累、氧化应激以及生长因子和细胞因子过度表达蛋白等诸多因素共同作用的结果[1]。

1. 多元醇途径的激活　生理状况下，葡萄糖主要经糖酵解途径代谢。为细胞代谢提供能量，可通过糖酵解（无氧氧化）或戊糖磷酸途径等进行葡萄糖代谢。在高血糖状况下，醛糖还原酶活性增强，多元醇通路活跃，致使大量葡萄糖经多元醇途径代谢。醛糖还原酶主要存在于视网膜细胞内，是多元醇通路的关键酶，山梨醇及果糖在细胞内代谢率低，且极性强，而不易透出细胞膜，细胞内渗透压升高，可致周细胞肿胀、代谢紊乱、毛细血管内皮细胞受损，进而可发生微血管受损、微血管瘤形成等病理变化[2]。

2. 蛋白激酶 C 激活　蛋白激酶是细胞内重要的第二信使，是体内许多血管活性物质和细胞因子的共同信号传导途径。糖尿病患者视网膜蛋白激酶 C（protein kinase C，PKC）活性增加。研究表明，PKC-B 的激活可引起视网膜血管收缩、阻塞，致使局部缺血、缺氧，进而介导微血管通透性增加和新生血管形成，而引起视网膜血流动力学改变[3]。蛋白激酶过度激活，导致视网膜微血管血流动力学的改变，并诱导血管内皮生长因子等细胞因子水平升高，而血管内皮生长因子（VEGF）被认为是糖尿病视网膜新生血管和通透性的主要中介，可破坏血-视网膜屏障，导致视网膜血管通透性增高、基底膜松动及诱导视网膜新生血管。

3. 终末糖基化产物形成　葡萄糖及其他糖类大分子物质可以引起脂类、蛋白质和核糖核酸的糖基化反应而形成终末糖基化产物（advanced glycation end product，AGE）。正常情况下 AGE 不会聚积在视网膜组织中。长期高血糖引起机体细胞内外的蛋白质非酶促糖基化而形成大量 AGE[4]。而 AGE 的形成和堆积，导致白细胞黏滞性增加，血-视网膜屏障通透性增加，并影响视网膜毛细血管周细胞、内皮细胞和视网膜色素上皮细胞的生理功能，加重血-视网膜屏障损伤。

4. 氧化应激增加　它是指体内氧化与抗氧化作用失衡，倾向于氧化，导致中性粒细胞炎性浸润，蛋白酶分泌增加，最终产生大量氧化中间产物。它通过刺激信号转换通路能够改变基因表达，调节多种细胞功能，可损害 DNA、蛋白质和脂质以及攻击膜蛋白及胞内酶系统和核酸，诱导细胞凋亡。高糖状态引起的糖代谢（多元醇通路）和生化反应（非酶糖基化）的改变，可使视网膜内自由基增加，氧化基质增强，视网膜抗氧化能力降低，致使内皮细胞和周细胞遭受自由基损伤，膜蛋白酶和结构遭到破坏，造成细胞和血管损伤，从而发生糖尿病性视网膜病变[5]。

5. 血管生长因子的过度表达　血管生长因子能诱

导血管内皮细胞增殖，促进新生血管形成。其过度表达能促进炎症反应，成为血管通透性增加和后期视网膜新生血管形成的重要原因[6]。

二、临床表现

1. 症状　早期眼部多无自觉症状，日久可有不同程度视力减退，眼前黑影飞舞，或视物变形，晚期则视力严重下降，甚至失明。

2. 眼底检查表现　糖尿病性视网膜病变的眼底表现包括微动脉瘤、出血、硬性渗出、棉絮斑、静脉串珠状、视网膜内微血管异常（IRMA）、黄斑水肿、新生血管、视网膜前出血及玻璃体积血等。

3. 并发症　有玻璃体积血、牵拉性视网膜脱离、虹膜新生血管及新生血管性青光眼等。

4. 糖尿病性视网膜病变的眼底病变特征

（1）微血管瘤：它是视网膜微循环障碍最早的体征，可见周细胞丧失，管壁薄弱，局部膨出呈囊样。它的多少和变化反映了病变轻重和进展。

眼底表现：边境清楚，红或黯红色斑点。

病理：视网膜毛细血管前小动脉，毛细血管、毛细血管后小动脉，管壁呈球形或卵圆形侧膨隆。

荧光素眼底血管造影（fundus fluorescein angiography，FFA）：可见点状高荧光，可以区分出血。

（2）出血：可位于视网膜各层，形态多样，深浅出血均有，小点状或圆形出血，多位于视网膜深层，而呈条状或火焰状的出血多位于浅层。

FFA：因为出血完全遮挡其下面的视网膜和脉络膜荧光，称低荧光变化，而微血管瘤则多为高荧光，可鉴别。

（3）硬性渗出：它与毛细血管的通透性增加，导致类脂质从血清中渗出、堆积有关。眼底可见边缘清楚的黄白色斑点状，多位于后极部，可呈环形、扇形、星芒形或不规则分布。

FFA：多不显影。

（4）棉绒斑：也称为软性渗出，它由于毛细血管前小动脉闭塞，视网膜缺血缺氧，导致视神经纤维肿胀断裂，神经纤维层缺血梗死，轴浆流受损而形成白色（羽毛状）。

眼底表现：白色棉絮样团块，常位于近视神经乳头处，微血管瘤和出血的边缘及血管分叉处，可经数月吸收，遗留少量色素或无痕迹。

FFA：表现为无灌注区，毛细血管非充盈区的低荧光。

（5）水肿：它由于血管屏障功能受损，液体渗出（细胞外水肿）导致视网膜水肿，以黄斑区最容易受累。

眼底表现：视网膜局部或广泛灰白色增厚，黄斑中心反射消失，严重者形成囊样水肿。

FFA：水肿区可见荧光剂逐渐从毛细血管中渗出，形成如云片状的高荧光，囊性黄斑水肿呈典型的花瓣、蜂窝状高荧光。

（6）视网膜内微血管异常（IRMA）：小片的毛细血管闭塞区周围尚有残留的未闭塞的毛细血管网，此时或残端畸形扩张、扭曲；或因反应性内皮细胞增殖，毛细血管呈节段性增粗；或无灌注区内连接微动脉和微静脉的微血管短路等各种改变都称为视网膜内微血管异常。

眼底表现可见视网膜局部灰白。

FFA：示毛细血管床不规则扩张的节段，视网膜内新生血管增生，动静脉短路，表示毛细血管网已有闭塞，视网膜出现缺血，毛细血管无灌注区（NP区），视网膜闭塞区加大预示新生血管将出现增殖性视网膜病变。

（7）毛细血管闭塞：可见静脉扩张，粗细不不均，动脉变细，视网膜内微血管异常。此期可见黄斑病变，黄斑水肿，早期见视网膜增厚，黄斑缺血，脂类渗出。

FFA：毛细血管无灌注。

光学相干层析成像（OCT）：视网膜增厚、中心凹消失等特征。

增生期的视网膜病变继续进一步进展，大面积毛细血管闭塞、缺血，缺血区视网膜产生血管生长因子，导致视网膜新生血管生成，进而由视网膜表面长入内界膜与玻璃体后界面间，形成纤维血管膜。新生血管容易破裂，大量玻璃体积血、机化，导致牵拉性视网膜脱离。

三、眼科检查

1. 常规检查

（1）视力：裸眼视力（远近视力）和矫正视力。

（2）眼压。

（3）裂隙灯显微镜检查。

（4）眼底检查：糖尿病性视网膜病变（DR）在早期无视力改变的症状，早期发现有十分重要的意义。对可预防盲筛查最优的方案是查眼底，以期发现早期无症状的 DR。

（5）辅助检查。

2. 彩色眼底照相　传统的眼底镜检查，瞳孔小，看的范围小，细微的病变容易漏诊。数码眼底照相可散瞳，也可免散，安全快捷，重复性好，敏感、精确度高，当时可看结果，患者易于接受。同时可在计算机上进行图像放大、储存、网络传输、远程会诊、视频教育，使它成为眼科医师重要的诊断工具之一。彩色眼底照相发现 DR 的重复性比临床检查要好，对于记录 DR 的明显进展和治疗的反应方面是有其价值的。

3. 荧光素眼底血管造影（FFA）　它可以更客观、更准确和动态地观察，为 DR 临床诊断、预后评价、治疗、疗效观察以及探讨发病机制等提供有价值的依据。检眼镜下未见 DR 眼底表现的患者，FFA 检查可出现异常荧光，如微血管瘤样强荧光、毛细血管扩张或渗漏、视网膜无血管灌注区、新生血管及黄斑囊样水肿等。因此，FFA 可提高 DR 的诊断率，有助于评估疾病的严重程度，并指导治疗，评价临床疗效。

4. 光学相干层析成像（OCT） 它可以获得玻璃体视网膜交界面、视网膜和视网膜间隙的高分辨图像，并能客观测量视网膜增厚，监测黄斑水肿。

5. 超声检查 对于屈光间质混浊，如 DR 引起的白内障、玻璃体积血，超声检查很有价值。屈光间质混浊的阻挡，可导致间接检眼镜检查无法除外视网膜脱离，应当进行超声检查。

四、诊断标准

1. 病史 糖尿病病程、既往血糖控制水平、用药史等。

2. 眼底检查 可见微动脉瘤、出血、硬性渗出、棉絮斑、静脉串珠状、黄斑水肿、新生血管、视网膜前出血及玻璃体积血等。

3. 荧光素眼底血管造影 可帮助确诊。

五、临床分期[7]

（一）糖尿病性视网膜病变的传统分期标准

1984 年 6 月，第一届全国眼底病学术会议提出"糖尿病视网膜病变分期标准（试行）草案"，分为非增生期（背景期）和增殖期。

1. 非增生期

Ⅰ期：微血管瘤或合并小出血点。

Ⅱ期：Ⅰ期＋硬性渗出。

Ⅲ期：Ⅱ期＋棉绒斑。

2. 增殖期

Ⅳ期：除上述病变外新生血管生成。

Ⅴ期：新生血管和增生膜形成。

Ⅵ期：Ⅴ期并有视网膜脱离。

（二）糖尿病性视网膜病变最新的分期方法

1. 非增生性糖尿病性视网膜病（NPDR）分期

Ⅰ期（轻度非增生期）：仅有毛细血管瘤膨出样改变。（对应我国1985年DR分期Ⅰ期）。

Ⅱ期（中度非增生期）：介于轻度到重度的视网膜病变，可见视网膜出血、硬性渗出和（或）棉絮斑。

Ⅲ期（重度非增生期）：在每一象限中出现多于20处视网膜内出血；或者至少在2个或以上象限出现静脉串珠样改变；或至少有1个象限出现明显的视网膜内微血管异常，无明显特征的增生性DR。（对应我国1985年的DR分期Ⅲ期）。

2. 增生性糖尿病性视网膜病（PDR）分期

Ⅳ期（增生早期）：出现视网膜新生血管（NVE）或视神经乳头新生血管，当NVD > 1/4 ~ 1/3视神经乳头直径（DA）或NVE > 1/2DA，或伴视网膜前出血或玻璃体出血时称"高危增生型"（对应我国1985年DR分期Ⅳ期）。

Ⅴ期（纤维增生期）：出现纤维膜，可伴视网膜前出血或玻璃体出血（对应我国 1985 年 DR 分期 V 期）。

Ⅵ期（增生晚期）：牵拉性视网膜脱离，合并纤维膜，可合并或不合并玻璃体积血，也包括虹膜或房角的新生血管（对应我国 1985 年 DR 分期 Ⅵ期）。

（三）黄斑水肿定义及分期

糖尿病黄斑水肿（DME）是指黄斑区毛细血管渗漏所致黄斑中心 2 个 DA 视网膜增厚。临床可分为：

1. 临床显著性黄斑水肿（CSME）　具备以下情况 1 项或 1 项以上：黄斑中心 500μm 范围内有视网膜增厚，黄斑中心 500μm 范围内有硬性渗出伴有邻近视网膜增厚，至少 1PD 面积的视网膜增厚，部分位于黄斑中心 1PD 范围内。眼底特点：黄斑区有出血点，通常有环形或三角形硬性渗出，FFA 显示局部早期分散的强荧光点，后期可见渗漏，液体来自毛细血管瘤样膨出。

2. 弥漫性糖尿病黄斑水肿　是指 2 个或 2 个以上 PD 面积的视网膜增厚，并累及黄斑中心无血管区。眼底特点：黄斑区毛细血管造影晚期广泛渗漏，通常看不到毛细血管瘤样膨出，常无硬性渗出，黄斑区视网膜弥漫性增厚，也可见视网膜内囊性改变。

3. 缺血型黄斑病变　黄斑区毛细血管闭塞形成局限性无灌注区。眼底特点：弥漫性和局限性黄斑渗漏均可合并黄斑缺血，FFA 可见黄斑内拱毛细血管网部分消失或拱环无血管区扩大，黄斑可以是中心性的，也可以是周围性的，累及颞侧血管弓的分水带或旁中央区。

4. 增生性黄斑病变 在黄斑区或其附近有增生性病变，牵拉黄斑。

六、西医治疗

（一）病因治疗

积极控制血糖，控制血脂、血压。药物选用糖基化终产物抑制剂（氨基胍）、蛋白激酶 C 抑制剂、血管内皮生长因子抑制剂、玻璃体内注射糖皮质激素（曲安奈德）等。药物治疗虽能改善部分症状如黄斑水肿、患者视力，但尚存在着药物安全性、副作用、长期疗效、并发症等问题，同时它们也不能有效阻止 DR 的发生。

（二）非增生期糖尿病性视网膜病变

相对缺氧的视网膜组织被激光光斑破坏后，视网膜耗氧量减少，存留的重要部位的视网膜缺氧状态得到改善，不再产生新生血管因子，原有的新生血管可以消退。根据视网膜病变程度以及是否合并黄斑水肿决策是否选择激光治疗。根据治疗目的不同，DR 各期的光凝方法也不同。黄斑水肿可采用氪激光或氩激光做局部格栅样光凝；增殖前期，出现视网膜出血和棉絮状斑增多、广泛微血管异常、毛细血管无灌注区增加，提示有产生新生血管进入增殖期的危险时，应做全视网膜光凝，防止发生新生血管；如果视网膜和（或）视神经乳头已有新生血管则应行全视网膜光凝，以防止新生血管出血和视力进一步下降。激光治疗后定期复查，如高危特征没有减退或再次进展，需补充光凝。

（三）玻璃体切割术

手术的目的是清除混浊的玻璃体，缓解玻璃体对视网膜牵拉，封闭裂孔，使脱离视网膜复位。如存在下列情况之一者，可行玻璃体切割术。

1. 存在牵拉性视网膜脱离。

2. 合并孔源性视网膜脱离。

3. 年轻患者合并视网膜前积血。

4. 玻璃体出血超过 2 个月。

5. 激光后牵拉性视网膜脱离加重或新发生玻璃体积血。

6. 黄斑前膜。

7. 牵引性黄斑水肿。大量玻璃体积血久不吸收和（或）有机化条带牵拉致视网膜脱离者。

（四）阿瓦斯汀

它是一种新型的抗 VEGF 人源化单克隆抗体，可以阻断 VEGF 和其受体的结合，从而发挥作用。玻璃体腔内注射阿瓦斯汀短期内可使增殖性糖尿病性视网膜病变患者视力改善，玻璃体积血快速吸收；使虹膜和视网膜新生血管迅速消退，渗漏减退在注射后 24 小时即可见，减少活动性新生血管复发频率，降低出现牵引性视网膜脱离的危险，本质上是一个治标不治本的药物。增殖性糖尿病性视网膜病变仍然需要通过玻璃体切割术来解决。因此，阿瓦斯汀可以作为一种术前用药，以减少玻璃体切割术中并发症。

总之，临床上对于一经发现糖尿病的患者，眼科散瞳查眼底，无眼底病变，每年至少查一次眼底；对出现轻微病变者，应半年复查眼底照相，每年做 FFA 检查；对出现新生血管性病变者，定期查眼底 + 照相 + FFA，积极进行激光治疗。

七、中医治疗

（一）病因病机

糖尿病性视网膜病变因症状不同，属于"视瞻昏渺""云雾移睛""暴盲"及"血灌瞳神"等内障眼病范畴。对于糖尿病来说，阴津亏耗、燥热内盛是其基本原理，且阴津亏耗和燥热内盛互为因果。而糖尿病性视网膜病变的主要病机为阴津亏虚，血流不畅，滞而为瘀，或阴虚火旺，煎熬血液而致血瘀；气阴不足，生化乏源，气虚推动无力，眼络壅遏致瘀；阴阳互根，阴损及阳，阳虚生寒，则血流凝滞为瘀。气阴两虚、阴阳俱虚、血瘀阻络为消渴目疾的主要病机。消渴病日久，肝肾亏虚，则目失濡养；甚至可出阴虚损及阳，导致阴阳两虚。此期多伴有消渴病肾病，二者病变的发生、发展过程及严重程度呈一致性，有着密切的关系。本病病位在目，涉及五脏，以脾、肝、肾为主，涉及心、肺；病性为本虚标实，虚实夹杂，寒热并见。本虚为气阴两虚、阴阳俱虚，标实为瘀血阻络。

（二）辨证论治

本病临证要全身辨证与眼局部辨证相结合。首当辨全身虚实、寒热，根据眼底出血时间，酌加化瘀通络之品。早期出血以凉血化瘀为主，新鲜出血2周后以活血化瘀为主，后期加用通络软坚散结之剂。在微观辨证方面主要看出血，早期血色鲜红，多由血热，陈旧性出血黯红，属于血瘀，出现反复发作，新旧交织，按血热处理。对于微血管瘤、新血管及增殖性与渗出性病变，皆为气滞血瘀的结果。消渴病目疾者后期，多伴有积血吸收，每代以机化，且多随变性，特别是多次反复出血者，必有以上改变。中医认为久病多虚，久病多瘀，此病后期应以补虚为主，佐以活血化瘀，补虚可从调补肝脾肾之气血着手，活血化瘀宜选择祛瘀而不伤正之养血活血药，两者配合，既能改善局部血行，又能保护视网膜细胞，对提高视功能、延缓疾病继续进展有一定作用。

1. 阴虚燥热，热伤血络

症见：口干渴，视物模糊，眼内出血，其量或多或少，有硬性渗出及微血管瘤，伴有烦渴欲饮，消谷善饥，小便频多混黄，舌红苔少。

治法：养阴清热，凉血散血。

方药：白虎加人参汤加减。药用石膏、知母、天花粉、生地、玄参、麦冬、人参、怀山药、牡丹皮、赤芍、三七粉等。出血量多者，加墨旱莲、栀子、茜草，以止血；硬性渗出较多者，加鸡内金、山楂，以散结消积；水肿明显者，加车前子、泽泻、益母草，以活血利水。

2. 气阴两虚，络脉瘀阻

症状：视物模糊，目睛干涩，或视物变形，或眼前黑花飘舞，视网膜病变多为 1~4 期，神疲乏力，气短懒言，口干咽燥，自汗，便干或稀溏，舌胖嫩、紫黯或有瘀斑，脉沉细无力。

治法：益气养阴，活血通络。

方药：生脉散合杞菊地黄丸加减。药用党参、麦冬、五味子、枸杞子、菊花、熟地黄、山茱萸、山药、茯苓、泽泻、牡丹皮等。眼底以微血管瘤为主，加丹参、郁金、牡丹皮；出血明显，加生蒲黄、墨旱莲、三七；伴有黄斑水肿，酌加薏苡仁、车前子等。

3. 脾虚气弱，气虚血瘀

症状：眼底反复出血，视物模糊，视网膜水肿混浊明显，棉絮斑较多，口渴欲饮，或饮食减少，纳食乏味，大便稀溏，精神倦怠，四肢乏力，舌淡苔白不润，脉细弱无力。

治法：健脾益气，化浊散瘀。

方药：升阳益胃汤加减。药用党参、白术、茯苓、黄芪、陈皮、半夏、葛根、泽泻、神曲、三七粉、丹参、防风、木贼草。视网膜新生血管较多者，加丹皮、赤芍、玄参、牛膝等，散瘀血；机化膜多者，加昆布、海藻、夏枯草，软坚散结。

4. 肝肾亏虚，目络失养

症状：视物模糊，目睛干涩，视网膜病变多为 1~3 期；头晕耳鸣，腰膝酸软，肢体麻木，大便干结，舌黯红，少苔，脉细涩。

治法：滋补肝肾，润燥通络。

方药：六味地黄丸加减。药用熟地黄、山茱萸、山药、泽泻、牡丹皮、茯苓等。出血久不吸收出现增殖，加浙贝母、海藻、昆布。

5. 阴阳两虚，血瘀痰凝证

症状：视力模糊，目睛干涩或严重障碍，视网膜病变多为4～5期；神疲乏力，五心烦热，失眠健忘，腰酸肢冷，手足凉麻，阳痿早泄，下肢浮肿，大便溏结交替；舌淡胖少津，或有瘀点，或唇舌紫黯，脉沉细无力。

治法：滋阴补阳，化痰祛瘀。

方药：偏阴虚者选左归丸（《景岳全书》）加减，偏阳虚者选右归丸（《景岳全书》）加减。左归丸：熟地黄、鹿角胶、龟甲胶、山药、枸杞子、山茱萸、川牛膝、菟丝子。右归丸：附子、肉桂、鹿角胶、熟地黄、山茱萸、枸杞子、山药、菟丝子、杜仲、当归、淫羊藿。出血久不吸收者，可加三七、生蒲黄、花蕊石。

（三）其他疗法

1. 中成药　明目地黄丸，用于肝肾阴虚，目涩畏光，视物模糊等。石斛夜光丸，用于肝肾两亏，阴虚火旺，内障目暗，视物昏花等。

2. 针灸　以中医基本理论为指导，以激发经络、穴位为治疗作用，临床常取太阳、阳白、攒竹、足三里、三阴交、光明、肝俞、肾俞等穴。耳穴疗法（取胰、胆、肾、丘脑、缘中、内分泌、皮质下、口、眼、三焦）可改善症状，且无副作用。

3. 电离子导入 采用电离子导入的方式，使中药制剂直接到达眼部的病灶组织，从而促进视网膜出血、渗出和水肿的吸收。该法具有方法简便、创伤小、作用直接等特点。

4. 单味药物研究 现代药理研究发现，川芎嗪具有活血化瘀、扩张血管、改善微循环和防止视网膜组织缺血等作用。葛根素可显著增加血浆内皮素水平，扩张微动脉，改善视网膜缺氧及高凝状态。苦碟子注射液具有明显扩张血管、降低血管阻力、改善缺血缺氧状态等作用[8]。

（王晓楠）

参考文献

[1] 丁文静，夏欣，许迅. 糖尿病视网膜病变发病机制最新研究进展 [J]. 中国实用眼科杂志，2009，27（5）：434-437.

[2] Naruse K, Nakamura J, Hamada Y, et al. Aldose reductase inhibition prevents glucose-induced apoptosis in cultured bovine retinal microvascular pericytes [J]. Exp Eye Res, 2000, 71 (3): 309-315.

[3] Xu X, Zhu Q, Xia X, et al. Blood-retinal barrier breakdown induced by activation of protein kinase C via vascular endothelial growth fact or in streptozotocin-induced diabetic rats [J]. Cur r Eye Res, 2004, 28 (4): 251-256.

[4] Wautier JL, Guillausseau PJ. Advanced glycation end products and their receptors and diabetic angiopathy [J]. Diabete Metabolism, 2001, 27 (5): 535-542.

[5] Peter CS. Glucose 2 induced oxidative stress in vascular contractile cells comparison of aortic muscle cell and retinal pericytes [J]. Diabetes, 1998, 47 (5): 801-809.

[6] 卢百阳, 武志峰. 糖尿病视网膜病变发病机制研究进展 [J]. 国际眼科杂志, 2008, 8 (11): 2308-2311.

[7] 中华医学会眼科学会眼底病学组. 我国糖尿病视网膜病变临床诊疗指南 [J]. 中华眼科杂志, 2014, 50 (11): 853-858.

[8] 张海龙, 康志强, 连中鄂. 苦碟子注射液治疗非增生型糖尿病视网膜病变临床观察. 医药论坛杂志, 2006, 27 (16): 74-75.

第五节　糖尿病性心血管疾病的中西医治疗

改革开放几十年来，随着糖尿病病程的增加，糖尿病性心血管疾病的发病率逐年提高，已成为糖尿病重要的并发症之一，严重影响糖尿病患者的生活质量及寿命。糖尿病性心脏病是指糖尿病患者所并发或伴发的心脏病，包括冠状动脉粥样硬化性心脏病、糖尿病性心肌病、微血管病变和自主神经功能紊乱所致的心律失常及心功能失常。其发生发展是长期高血糖、高胰岛素血症等多种机制，造成大血管病变、微血管病变和自主神经病变共同作用的结果[1]。

糖尿病是心血管疾患的独立危险因素，与非糖尿病人群相比，糖尿病患者发生心血管疾病的风险增加 2~4 倍[1]。空腹血糖和餐后血糖升高，即使未达到糖尿病诊断标准，也与心血管疾病发生的风险增加相关。

其早期发病较为隐匿，易被忽视，一旦出现症状，则治疗效果较非糖尿病性心脏病更差。

一、发病机制[2,3]

1. 高血糖 高血糖可引起血液中可溶性 E_2 选择素增加，从而使粥样斑块大量形成。许多前瞻性研究揭示高血糖可致大血管病变，尤其是餐后高血糖与死亡率独立相关。与空腹血糖比较，餐后血糖是较好的死亡预测因子。

2. 高胰岛素血症 胰岛素对动脉血管壁既有血管舒张作用又有血管收缩作用，使血小板黏附和聚集，导致不稳定斑块形成。

3. 血脂紊乱 包括 3 种主要成分，高甘油三酯、低密度脂蛋白、高密度脂蛋白，高甘油三酯是低密度脂蛋白过度增加伴有胰岛素抵抗状态的结果。高密度脂蛋白主要表现在小而密成分变化包括胆固醇酯减少和载脂蛋白 B 增加，更易被氧化

4. 凝血异常 糖尿病性大血管血栓形成主要涉及 3 种成分，即血小板、凝血蛋白和血管壁。糖尿病患者血小板处于一种活化状态，能产生大量血栓素 A_2 并易于聚集。

5. 炎症 病理和临床大量研究显示，炎症与急性冠脉综合征（ACS）密切相关。冠心病是一种炎症过程，炎症和胰岛素抵抗与冠心病密切相关。

6. 代谢紊乱 糖尿病心肌组织脂肪酸氧化率升高

导致组织中柠檬酸堆积，减少丙酮酸的氧化，进一步推动糖尿病心肌病进展。

7. 钙的超负荷 细胞质钙浓度的改变是启动心肌兴奋-收缩和复极-舒张两个偶联的枢纽，跨膜浓度和电压梯度驱动 Ca^{2+} 通过 Ca^{2+} 通道进入胞浆，胞浆内钙的超负荷可激活肌动蛋白，导致心肌舒张功能障碍。

8. K^+ 流的改变 K^+ 流改变的具体机制尚不明了，可能与蛋白激酶 C（PKC）活性调节及其大多数亚型含量升高有关。

9. 心肌中肾素血管紧张素（RAS）的激活 糖尿病时心肌局部交感神经活性增加，激活心肌 RAS，心肌局部存在的 RAS 调节心血管功能，促进心肌细胞、血管平滑肌细胞生长。

10. 非酶促蛋白糖基化作用 心肌内所有细胞都可能受非酶促蛋白糖基化作用的影响，可使脂蛋白、凝血蛋白、纤维蛋白原、胶原和 DNA 改变形式，同时其在动脉内膜氧化的敏感性升高，胶原糖激化后对胶原酶的敏感性下降，导致胶原之间及与其他结构蛋白的交联增加，降低动脉管壁的顺应性。

11. 肌球蛋白变化 糖尿病心肌病变发展过程中肌原纤维重建原因之一是肌球蛋白同工酶的分布改变，肌球蛋白为心肌粗、细肌丝的结构和功能蛋白，糖尿病伴心脏舒缩功能障碍大鼠心室肌球蛋白 ATP 酶活性明显下降，胰岛素的治疗可逆转这种障碍。

二、西医治疗

控制血糖、血压、血脂。长期坚持服用阿司匹林、双嘧达莫（潘生丁）等抑制血小板活性的药物。避免劳累、饮酒、饱食、受寒及情绪波动等可诱发心肌梗死的因素。糖尿病患者已患冠心病应定期化验血糖、血脂，检查心电图、超声心动图、心阻抗图。心肌梗死急性期应绝对卧床休息，避免活动诱发心肌耗氧量增加，保持大便通畅，可预防性应用缓泻药物。

1. 心绞痛的治疗

（1）硝酸酯类：以硝酸甘油为代表。

（2）钙离子拮抗剂：短效硝苯地平（心痛定）可舌下含服，也可口服长效硝苯地平控释片（拜新同）及氨氯地平（络活喜）。

（3）血管紧张素转换酶抑制剂：如马来酸依那普利。

（4）β-受体阻滞剂：酒石酸美托洛尔片（倍他乐克），一般从小剂量用起，注意血压和心率。

2. 急性心肌梗死的治疗 糖尿病患者发作心肌梗死，常规应用硝酸酯类扩血管治疗、溶栓治疗等。因其通常会出现应激性血糖升高，应使用胰岛素控制血糖。随着心血管病治疗的进展，可选择血管造影、介入治疗。

三、中医辨证论治[4~8]

采用中医药联合治疗糖尿病性心脏病能有效改善

症状，缩短疗程，延缓并发症的发生及发展，极大改善糖尿病性心血管疾病患者的生活质量，延长其寿命。

（一）中医学对糖尿病性心脏病的认识

糖尿病性心脏病在中医学中既是消渴病，又属心病范畴。历代医家所述的消渴继发心病、胸痹等皆属心病范畴。张仲景在《伤寒论》中也有"消渴，气上撞心，心中疼热"的记载。巢元方在《诸病源候论》中指出"消渴重，心中痛"。临床实践证明，糖尿病性心血管疾病其病位始终不离于心。在整个疾病发生发展的过程中所出现的胸痹、心悸、眩晕、水肿皆属于心病范畴。吕仁和所著《糖尿病及其并发症中西医诊治学》中将其统称为"消渴病胸痹""消渴病心悸""消渴病心衰""消渴病眩晕"。中医药防治糖尿病性心脏病具有独特优势，以下从中医病因病机、辨证治疗及其预防调护等方面来具体论述。

糖尿病性心脏病中医总的病因病机[4]：①情志不遂，肝郁气滞，气机不畅，气滞血瘀，心脉瘀阻；②过食肥甘厚味，损伤脾胃，脾失健运，聚而生痰，痰瘀阻遏心阳，心脉痹阻；③四时失调，感受四时不正之气，尤其是寒邪，寒凝血瘀，心脉痹阻；④先天体质较弱，阳气不足，心阳被遏而发病。

以下针对消渴病胸痹、消渴病心悸、消渴病心衰、消渴病眩晕分别论述。

（二）消渴病胸痹

消渴病胸痹是消渴病常见的并发症之一，主要症状有胸部闷痛，甚则胸痛彻背，背痛彻心，大汗淋漓，喘息不得卧。本病的发生多与情志失调、饮食不节，感受寒邪有关，总属本虚标实之证。因此临床辨证当分清本虚标实，标本缓急。实证当分清痰浊、血瘀、寒邪，虚证当分清阴阳气血亏虚的不同。临证分清标本缓急，本着急则治其标，缓则治其本，或标本兼治的辨证论治原则，往往取得较好的临床效果。

1. 病因病机

（1）情志失调：七情郁结，情志不遂，肝失疏泄，肝郁气滞，气郁化火，炼津成痰；忧心伤脾，脾虚运化失调，津液不得输布，聚而成痰；气滞痰凝，血行不畅而致气血瘀滞，不通则痛而成胸痹。

（2）饮食不节：平素过食肥甘厚味或辛辣之物，嗜酒成癖，损伤脾胃，致脾胃运化失职，聚湿成痰，痰阻脉络，阻遏心阳，心阳不振而成胸痹。

（3）感受寒邪：心阳本虚，四时失调，阴寒之邪乘虚侵袭，寒凝气滞痹阻胸阳而成胸痹。

（4）年迈体弱：见丁老年人，年过半百，肾气渐衰，肾阳虚衰，不能温煦五脏之阳，可致心阳不振；肾阴亏虚，不能滋养五脏之阴，可致心阴内耗；心阴亏虚，心阳不振，可致气血运行失调，血流瘀滞，心脉痹阻而成胸痹。

2. 辨证论治　本病的治疗原则应先治其标，后顾其本，先祛邪，再扶正，必要时可标本兼治。治标常用活血化瘀、化痰降浊、温通心阳之法。治本常用温阳补气、益气养阴、滋阴益肾之法。

（1）心脉痹阻

临床症状：胸部刺痛，时发时止，伴胸闷、憋气、心悸不宁，疼痛部位固定不移，入夜尤甚。舌质黯红，舌底络脉迂曲青紫，舌面瘀点瘀斑，脉象弦数。

治法：活血化瘀，通脉止痛。

方药：血府逐瘀汤合丹参饮加减。

方药组成：桃仁、红花、当归、赤芍、川芎、柴胡、枳壳、丹参、檀香、砂仁。

若胸痛明显，加郁金、延胡索，以舒肝理气止痹；胁痛明显，加郁金、荔枝核，以疏肝解郁；心胸烦闷，头晕头胀，加法半夏、胆南星，以化痰清火。

（2）痰浊瘀阻

临床症状：胸部闷痛，肢体沉重，形体肥胖，痰多，大便黏腻不爽。舌质淡，舌体胖，苔厚腻，脉滑。

治法：通阳散结，豁痰化瘀。

方药：瓜蒌薤白半夏汤加减。

方药组成：瓜蒌、半夏、薤白、干姜、牡丹皮、豆蔻。

若大便干，加大黄、郁金，以理气，通腹泄浊；若遇寒加重，胸痛彻背、背痛彻心，可加丹参、桂枝，以散寒止痛。

（3）寒凝血瘀

临床症状：胸痛彻背，遇寒加重，伴胸闷，气短，心悸，重则喘息不得卧，面色苍白。舌质淡，苔白脉细。

治法：辛温通阳，活血化瘀。

方药：瓜蒌薤白白酒汤合苏合香丸加减。

方药组成：桂枝、附子、薤白、丹参、檀香。

若咳嗽，咯痰，痰湿内阻，加生姜、茯苓，以温中散寒。

（4）气阴两虚

临床症状：胸部隐痛，伴心悸，气短，头晕头胀，时作时止，遇劳加重。舌质红，边齿痕，脉沉细无力。

治法：益气养阴，活血通脉。

方药：生脉饮加减。

方药组成：太子参、麦冬、五味子、生地、天花粉、白芍、香附、丹参、川芎、三七。

若失眠，心悸明显，加远志、茯神、酸枣仁，以养血安神；若胸闷胁痛，加郁金、五灵脂，以理气通脉。

（5）心肾阴虚

临床症状：胸部闷痛，心悸汗出，心烦失眠，腰膝酸软无力。舌质黯红，苔白，脉细涩。

治法：养心安神，滋阴益肾。

方药：左归丸合参芪麦味地黄汤加减。

方药组成：熟地、山茱萸、枸杞子、茯苓、山药、甘草、党参、黄芪、五味子。

若失眠明显，加柏子仁、酸枣仁，以养心安神；若心晕头胀明显，加钩藤、决明子，以滋阴潜阳。

（6）阳气虚衰

临床症状：胸闷胸痛，痛可彻背，心悸汗出，四肢厥冷，神疲乏力。舌质紫黯，脉沉细无力。

治法：温阳益气，活血通络。

方药：右归丸合参芪麦味地黄汤加减。

方药组成：熟地、山茱萸、枸杞子、附子、干姜、党参、黄芪、五味子。

若水肿，小便少，加猪苓、车前子，以温阳利水。

近年来临床研究提示，许多中成药对于该病具有一定疗效，如复方丹参滴丸、冠心苏合丸、通心络胶囊、血府逐瘀胶囊、麝香保心丸、丹蒌片等。

（三）消渴病心悸

心悸是患者自觉心中悸动，惊惕不安，甚则不能自主；因情绪波动及劳累后诱发，多为阵发性，常伴有头晕、耳鸣。临床根据不同的症状分成不同的证型。心虚、胆怯所致者，多与精神情志因素有关，常伴随易惊、少寐多梦等症，治疗上以镇惊安神为主。凡心血不足者，多见面色少华、倦怠乏力等心血亏虚之象，宜益气养血为主，辅以安神定志之品。凡阴虚火旺者，伴心烦、口干舌燥、舌质红少苔，宜滋阴养心为主。凡心阳不足者，常气短、面色无华、脘腹胀痛，宜温阳行水。凡心血瘀阻者，宜化瘀通络。临床发现症状，应尽早治疗，病情轻，病位浅，比较容易恢复。若延病久病，病位深入则由轻变重，由实变虚，年迈体弱之人病情则缠绵难愈。

1. 病因病机

（1）心虚胆怯：多与精神因素有关，素来性格内向胆小之人由于受到突然惊吓，使心悸神慌不能自主。严重者心悸不安。

（2）心血不足：久病体虚，失血过多，致阴血不足，焦虑过度，劳伤心脾致阴血亏虚，心失所养，不能藏神致心悸不安。

（3）心阳衰弱：大病久病之后，阳气衰弱，不能温养心脉，故心悸不安。

（4）阴虚火旺：久病体虚或房劳过度，伤及肾阴，水不济火，虚火妄动，上扰心神则心悸。

（5）水饮凌心：大病久病损伤脾肾，脾肾阳虚，运化失常，水饮内停，聚而成饮，饮邪上犯，心阳不振，故心悸阵作。

（6）瘀血内阻：风寒湿邪搏于血脉，内犯于心，以致心脉瘀阻，血行不畅或由于心阳不足，血液运行不畅，致瘀血内阻而心悸。

2. 辨证论治　根据病情，辨清虚实，亦有虚中夹实的，若是重病、久病，虚实夹杂，应标本兼顾，攻补兼施。

（1）心虚胆怯

临床症状：心悸，善惊易怒，失眠多梦，苔白脉细。

治法：补气、养心、安神。

方药：柏子养心汤加减。

方药组成：柏子仁、茯神、天麻、远志、灵磁石。

心悸明显，加炙甘草；心气不足，加五味子、酸枣仁，收敛心气；心悸失眠，加黄连、茯苓、甘草、枳实、大枣，以清痰热。

（2）心血不足

临床症状：心悸，胸闷，面色无华，倦怠乏力。舌质淡苔白，脉沉细。

治法：调补气血，养心安神。

方药：人参归脾汤加减。

方药组成：人参、白术、黄芪、当归、炙甘草、茯苓、远志、酸枣仁、龙眼肉。

（3）阴虚火旺

临床症状：心悸，失眠多梦，手足心热，头晕耳鸣。舌质红少，苔脉细。

治法：滋阴清火，养心安神。

方药：知柏地黄汤加减。

方药组成：熟地、山药、牡丹皮、山萸肉、茯苓、泽泻、知母、黄柏。

（4）心阳衰弱

临床症状：心悸，胸闷，气短，面色苍白，形寒肢冷。舌质苔白，脉细。

治法：温补心阳，安神定悸。

方药：桂枝龙骨牡蛎汤加减。

方药组成：桂枝、甘草、龙骨、牡蛎、人参、附子。

（5）水饮凌心

临床症状：心悸，胸闷痞胀，形寒肢冷，恶心欲吐。苔白，脉滑。

治疗：温阳化气行水。

方药：苓桂术甘汤加减。

方药组成：茯苓、桂枝、甘草、白术、半夏、陈皮、生姜。

若喘咳，水肿严重，加附子、干姜。

（6）血瘀内阻

临床症状：心悸阵作，胸闷不舒伴胸闷痛。舌质黯红或兼瘀斑，脉涩。

治法：活血化瘀，理气通络。

方药：桃红四物汤加减。

方药组成：桃仁、红花、丹参、川芎、赤芍、香附、青皮、生地、当归。

心悸失眠明显，加龙骨、牡蛎，以镇心安神。

（四）消渴病心衰

消渴病心衰是指体内水钠潴留，出现眼睑、四肢、腹背甚至全身水肿，伴发心悸、气短、喘憋不得平卧等。消渴病心衰是消渴病迁延日久所致，病理变化主要涉及肺、脾、肾三脏，其中以肾为本。临床辨证，当分阴阳。辨清虚实之间的转化，治疗以补气、健脾、温肾、降浊、化瘀。凡起病之初，病情轻浅，只要及时治疗，预后较好。凡病程长，反复发作，正虚邪恋，缠绵难舍，肿势较甚，伴气短，喘息不得平卧，则病情危重，临床当辨证论治，密切观察病情变化，以免出现重症，进而危及生命。

1. 病因病机　消渴病心衰是因阴虚燥热之消渴病未及时治疗，致使气阴不断耗伤，进而涉及于心，使心脏气阴耗伤，心体受损，心脉瘀阻，若再进一步发展，心由虚损而改衰微。血脉瘀阻加重，致使其他脏腑血脉瘀阻不通，进而影响其他脏腑的功能。影响到肺，出现肺脉瘀阻，肺宣发肃降及通调水道功能失调，出现三焦不利，水饮停聚上逆，凌心射肺，症见心悸、气短，严重者可喘憋不得平卧，水肿，少尿；若影响肝脾，可见心悸气短严重，甚至胸胁胀痛，脘腹胀满，下肢水肿，大便溏滞不爽，尿少；影响到肾，则开阖失常，可见尿少水肿，头晕目眩，腰膝酸软无力，甚至四肢厥冷，喘憋不得平卧。影响脏腑愈多，病变愈严重，最终发展到阴阳离决的危重证候。

2. 辨证论治

（1）心气虚血瘀，肺气受阻

临床症状：心悸气短，喘息，活动后出现，可伴咳嗽，咯痰。舌质黯红，苔薄白，脉细数。

治法：益气养心，活血通脉。

方药：参芪麦味地黄汤加减。

方药组成：太子参、麦冬、五味子、党参、生黄芪、丹参、川芎、生地、天花粉。

若咳嗽、咯痰，加桑白皮、葶苈子，以泻肺止咳。若大便溏，水肿甚，可加车前子，以利小便、实大便。

（2）心气虚血瘀，脾阳虚衰

临床症状：心悸气短，胁肋胀痛，脘腹胀满，下肢水肿，纳谷不馨，大便溏薄或黏腻不爽，面色苍黄，神疲肢冷，小便短少。舌质黯红，苔薄白，脉沉细。

治法：温运脾阳，益气活血。

方药：参芪麦味地黄汤合实脾饮加减。

方药组成：太子参、麦冬、五味子、丹参、党参、生黄芪、茯苓、白术、炙甘草、附子、干姜。

若小便少，加桂枝、泽泻，以助膀胱化气行水；若气虚症状明显，可将党参改成人参，以加强补气之功。

（3）心气虚血瘀，肾失开阖

临床症状：心悸气短，咳喘不能平卧，小便减少，面浮身肿，腰膝酸软，四肢厥冷，怯寒神疲，面色灰滞或㿠白。舌质淡体胖，苔白，脉沉细无力。

治法：益气通脉，温阳利水。

方药：生脉饮合真武汤加减。

方药组成：太子参、麦冬、五味子、丹参、川芎、生黄芪、当归、桃仁、红花、地龙、茯苓、白术、泽泻。

若夜尿多，可加补骨脂、菟丝子，以温固下元；若心悸明显，加桂枝、炙甘草，以温阳利水；若腹胀明显，大便不通，泛恶，宜加大黄、黄连、半夏，以解毒降浊。

（五）消渴病眩晕

消渴病眩晕是临床上常见的症状，且头晕、眼花常同时出现；严重者如坐车船，不能站立，常伴恶心，呕吐，汗出症状。本病虚证多见，阴虚则肝风内动，血虚则脑失所养，精亏则髓海不足。其病因错综复杂，包括多思多虑，长夜不寐，心神过度，耗伤阴血；或积劳成疾，损伤心肾，内风旋动不息；或久久烦劳，损伤五脏之阳，阳化内风，或恣食肥甘厚味，或忙于交际应酬，贪杯多饮或淫逸少动。以上多种因素致使心火暴涨，灼伤津液，阴亏于下，阳亢于上，则眩晕耳鸣；或久久烦劳，耗伤心营肾阴，内风扰动，上扰清空，发作眩晕；或平素肥甘厚味，积湿蕴热，湿郁成痰，热郁化火，痰火互结，发作头晕耳鸣，甚或头痛。

1. 病因病机

（1）肝阳上亢：性情急躁易怒，长期忧思忧怒，郁而化火，使风阳升动，上扰清空，发作眩晕。

（2）气血亏虚：大病久病，耗伤气血，或失血之后，致气血亏虚，气虚则清阳不升，血虚则脑失所养，发作眩晕。

（3）痰湿中阻：平素嗜食肥甘厚味，损伤脾胃，脾失健运，水谷不化精微，聚湿生痰，痰湿中阻，清阳不升，发作眩晕。

（4）阴虚阳亢：先天不足，肾阴亏虚，或久病伤肾，肾精亏虚，不能充髓，髓海不足，发作眩晕。

2. 辨证论治

（1）肝阳上亢

临床症状：头晕耳鸣，急躁易怒，因情志波动而加重，面色潮红，口苦口干。舌质红，苔黄，脉弦。

治法：平肝潜阳。

方药：镇肝熄风汤加减。

方药组成：赤芍、白芍、天冬、玄参、龟甲、代赭石、茵陈、黄芩等。

若肢体震颤，加龙骨、牡蛎、珍珠母，以镇肝息风；头痛明显，加龙胆草、菊花、牡丹皮，以凉血清热。

（2）气血亏虚

临床症状：眩晕阵作，遇劳加重，面色苍白，神疲懒言。舌质淡，苔白，脉细。

治法：补气养血，健脾养心。

方药：归脾汤加减。

方药组成：党参、黄芪、白术、当归、炙甘草、茯神、远志、生姜、大枣。

若食少便清，脾虚明显者，加茯苓、薏苡仁、泽泻、砂仁，以增强健脾和胃之功；若形寒肢冷，加桂枝、干姜，以温中助阳；若血虚明显，加阿胶，并用参芪补气生血。

（3）阴虚阳亢

临床症状：精神不振，失眠多梦，健忘，腰膝酸软，耳鸣。肾阴不足，则五心烦热，舌质红，脉细；肾阳虚，则四肢不温，形寒肢冷，舌质淡，脉沉细无力。

治法：滋阴补肾助阳。

方药：滋阴补肾左归丸为主，补肾助阳右归丸为主。

方药组成：肾阴不足者，以熟地、山萸肉、菟丝子、牛膝、龟甲胶、鹿角胶为主。若五心烦热明显，可加知母、黄柏、牡丹皮、地骨皮，以滋阴清热。

肾阳不足者，以熟地、山萸肉、杜仲、附子、肉桂、鹿角胶为主。若头晕明显，加龙骨、牡蛎、珍珠母，以潜阳。

（4）痰湿中阻

临床症状：头晕阵作，头重如裹，胸闷不舒，脘腹胀满，大便黏滞，舌质红，苔厚腻，脉滑。

治法：燥湿化痰，温中和胃。

方药：半夏白术天麻汤加减。

方药组成：清半夏、茯苓、白术、天麻。

头晕重伴呕吐者，加代赭石、生姜，以降逆止呕；若脘腹胀满，加薏苡仁、砂仁，和胃健脾；若心烦口苦，加黄连、黄芩，以化痰湿热。

总之，糖尿病性心血管疾病是糖尿病重要的并发症之一。糖尿病心血管病变包括糖尿病大血管病变即糖尿病冠心病、糖尿病微小血管病变和糖尿病性心脏病，以及糖尿病自主神经功能紊乱所致的心律失常、心功能不全、高血压等。其中以糖尿病性冠心病为高发。依其发病特点总属"消渴病心病"范畴，依其出现相应的临床症状，分属于"消渴病胸痹""消渴病心悸""消渴病心衰""消渴病眩晕"范畴，其死亡率和严重程度较非糖尿病患者显著增加。中医药对该病的治疗有其独特优势。

（李春桂）

· 参考文献 ·

[1] 中华医学会糖尿病学分会. 中国 2 型糖尿病防治指南 ［M］. 北京：
　　北京大学医学出版社，2013.

[2] 赵倩，李娟. 糖尿病冠状动脉粥样硬化性心脏病的发病机制及核素
　　心肌灌注显像的研究进展 ［J］. 国际放射医学核医学杂志，2007，
　　31（3）：132-133.

[3] 吕仁和. 糖尿病及其并发症中西医诊治学 ［M］. 北京：人民卫生出
　　版社，2009：555-558.

[4] 张伯臾. 中医内科学 ［M］. 上海：上海科学技术出版社，1985：
　　103-106，108-111，227-231.

[5] 邓铁涛. 中医诊断学 ［M］. 上海：上海科学技术出版社，1984：
　　108-109，124-127.

[6] 郑筱萸. 中药新药临床研究指导原则 ［M］. 北京：中国医药科技出
　　版社，2002.

[7] 吕仁和. 糖尿病及其并发症中西医诊治学 ［M］. 北京：人民卫生出
　　版社，2009：563-566.

[8] 朱立群. 糖尿病性心脏病的中西医结合防治 ［J］. 糖尿病新世界，
　　2006（3）：28-29.

第六节　糖尿病性脑血管疾病的中西医治疗

　　糖尿病性脑血管疾病为糖尿病并发的系列脑血管疾病，如短暂性脑缺血发作（TIA）、腔隙性脑梗死、多发性脑梗死、脑血栓形成等，其中以脑动脉粥样硬化所致缺血性脑病最为常见。糖尿病性脑血管病变的发病机制较为复杂，且尚未完全阐明，主要与糖尿病代谢

紊乱、内分泌失调、血液高凝状态、微血管病变以及吸烟、肥胖等因素有关。糖尿病性脑血管疾病的患病率为16.4%～18.6%，高于非糖尿病人群，其中脑出血的患病率低于非糖尿病人群，而脑梗死的患病率为非糖尿病人群的4倍。糖尿病患者脑卒中的死亡率、病残率、复发率较高，病情恢复慢。

一、发病机制[1,2]

许多资料显示，糖尿病性脑血管病是在遗传的基础上，高血糖、多元醇代谢异常、蛋白质非酶糖化、血脂异常、血液流变学异常、血小板功能异常等相关因素所致。

1. 糖代谢紊乱　血糖是脑组织的主要能源物质，25%的机体血糖被大脑所消耗，脑组织内的糖原储备量有限，所以脑组织对缺血、缺氧和缺糖非常敏感。①糖尿病患者机体血糖代谢紊乱，容易出现脑微循环障碍、毛细血管通透性增加；②糖尿病患者的高血糖状态在患者发生脑梗死时，因脑缺血引起无氧酵解增强，乳酸产生增加，引起缺血区脑组织酸中毒，破坏了局部血脑屏障，使患者脑水肿病情加重，加速脑细胞死亡，扩大梗死灶；③同时，由于糖尿病患者长期高血糖，引起血液黏稠度增加，导致大范围的血管病变，严重影响梗死区的侧支循环，促进梗死面积扩大；④糖尿病患者血糖浓度长期处在较高水平，增强了脑细胞内葡萄糖转运体 I 的活性，促进脑细胞内胰岛素受体的数目及其亲和力的增加。脑细胞内胰岛素样生长因子、转化生长因子、血管紧张素等增加，这些介质可进一步促进葡萄糖转运体 I 的活性。

2. 血流动力学障碍　脑部滤过率在糖尿病患者早期可达到 50%，脑组织长期处在这种高滤过状态之下，脑血管将受到严重影响，最终可引起脑动脉硬化。国内外研究显示其机制可能为：①患者因血流动力学改变，血流机械力及剪切力将会对内皮细胞功能造成损害，影响内皮细胞的滤过功能；②脑组织血管血流动力学改变，升高毛细血管壁张力，促进生长因子合成和释放，同时也促进了毛细血管壁对大分子物质的滤过；③当糖尿病患者血流动力学改变时，机体蛋白激酶 C 系统被激活。

3. 脂代谢紊乱　糖尿病患者常伴脂质代谢紊乱，患者长期血脂异常导致脑动脉硬化，脑组织单核细胞浸润、泡沫细胞和含胆固醇、胆固醇酯细胞增多，血管平滑肌、系膜细胞增生及细胞外基质（ECM）积聚。国内外研究显示，脂质代谢紊乱导致脑组织动脉硬化的机制可能为：①脂质沉积于脑组织动脉，单核巨噬细胞在脑动脉积聚并吞噬沉积的脂质，转变为泡沫细胞；②患者血糖浓度长期处在较高水平，升高血液黏滞度，红细胞发生相应改变，脑动脉内血流动力学发生明显变化；③患者低密度脂蛋白及氧化低密度脂蛋白水平升高，促进机体系膜细胞、单核巨噬细胞的活性增强；④患者体内血清脂蛋白水平升高，影响纤溶酶的功能，降低了其对脑组织内毛细血管凝血和血栓形成的抑制作用。血清脂蛋白还可与纤维蛋白相结合，生成脂蛋白（a）纤维蛋白复合物，在动脉壁上沉积，参与动脉粥样硬化的发生。

4. 胰岛素抵抗及高胰岛素血症 胰岛素抵抗启动了高胰岛素血症，高胰岛素血症促进胰岛素样生长因子的活性，使血管平滑肌细胞及成纤维细胞的脂质及肝极低密度脂蛋白合成量增加，使血浆纤溶酶原激活物的抑制物生成增加，从而促进了患者血栓的形成。

5. 血小板功能异常 糖尿病患者血管性假血友病因子升高，患者血液处于高凝状态，一旦内皮细胞发生损伤，胶原纤维暴露，磷脂酶 A 激活，促进血小板膜上的磷脂分解为花生四烯酸。血小板内血栓素 A_2 合成酶与花生四烯酸作用，产生血栓素 A_2，血栓素 A_2 有强烈的血管收缩作用及促进血小板聚集，从而促进凝血或血栓形成。

6. 血管活性因子 ①血管紧张素 Ⅱ：糖尿病患者脑组织血管紧张素系统活性明显增强，血管紧张素 Ⅱ（Ang Ⅱ）可选择性收缩出球小动脉，升高脑动脉内跨膜压。血管紧张素 Ⅱ 与高血糖协同作用，刺激 TGF-β、PDGF 生成，抑制蛋白酶活性，抑制纤维蛋白降解、一氧化氮（NO）合成酶活性，促进蛋白激酶 C 活性，从而促进糖尿病性脑血管病的发生和发展。②内皮素：内皮素为已知最强的缩血管物质，对血管内膜有较强的保护作用。糖尿病患者内皮细胞功能受到严重影响，当患者并发缺血性脑卒中时，局部脑组织内皮素-1 分泌增加，血管平滑肌收缩增强，局部脑组织缺血更加严重，刺激细胞合成更多胶原与糖蛋白，脑动脉上皮细胞蛋白多糖合成增多，导致血管基底膜增厚。③激肽及前列腺素系统：糖尿病患者体内缓激肽水平增高，刺激脑部毛细血管内皮细胞，促进其释放更多内皮舒张因子，内皮舒张因子引起血管平滑肌扩张。激肽系统还可激活磷脂酶 A_2，间接激活前列腺素系统，从而扩张血管，最终引起糖尿病患者脑部血管的高滤过状态。前列腺素系统也可通过降低脑血管阻力，从而参与糖尿病患者脑部血管高滤过状态的形成。

脑血管病严重威胁着人类健康，致死率及致残率均极高。糖尿病患者脑血管病的发病率在 50% 以上，普遍认为糖尿病为脑卒中的独立危险因素。糖尿病性脑血管病严重影响患者生活质量，该病的发病机制很复杂。根据国际、国内研究显示，该病的发生与患者的糖代谢紊乱、脂代谢紊乱、脑部血管血流动力学改变、胰岛素抵抗及高胰岛素血症、血小板功能及血管活性因子异常有关，但是许多方面还值得进一步研究和探讨，从而为临床上更好地防治本病提供依据。

二、西医诊断依据及病因分型

1. 诊断依据[3]　①急性起病；②局灶性神经功能缺损，少数为面神经功能缺损；③症状和体征持续数小时以上（溶栓可参照适应证选择患者）；④脑 CT 或 MRI 排除脑出血和其他病变；⑤脑 CT 或 MRI 有责任梗死病灶。

2. 病因分型　对急性缺血性脑卒中患者进行病因分型有助于判断预后、指导治疗和选择二级预防措施。当前国际广泛使用"类肝素药物治疗急性缺血性脑卒中试验"（the trial of org 10172 in Acute Stroke Treatment，TOAST）病因分型，将缺血性脑卒中分为大动脉粥样硬化型、心源性栓塞型、小动脉闭塞型、其他明确病因型和不明原因型等 5 型。

三、西医治疗

1. 一般处理　①吸氧与呼吸支持。②心脏监测与心脏病变处理脑梗死后 24 小时内应常规进行心电图检查，必要时进行心电监护，以便早期发现心脏病变并进行相应处理；避免或慎用增加心脏负担的药物。③体温控制：对体温升高的患者应明确发热原因，如存在感染应给予抗生素治疗；对体温 >38℃的患者应给予退热措施。④血压控制。⑤高血糖：约 40% 的患者存在脑卒中后高血糖，对预后不利。目前公认应对脑卒中后高血糖进行控制，但对采用何种降血糖措施及目标血糖值仅有少数随机对照研究，还无最后结论。低血糖：脑卒中后低血糖发生率较低，尽管缺乏对其处理的临床试验，但因低血糖可直接导致脑缺血损伤和水肿加重，对预后不利，故应尽快纠正低血糖。⑥营养支持：脑卒中后由于呕吐、吞咽困难可引起脱水及营养不良，可导致神经功能恢复减慢。应重视脑卒中后液体及营养状况评估，必要时给予补液和营养支持。

2. 特异性治疗 特异性治疗指针对缺血损伤病理生理机制中某一特定环节进行的干预。近年研究热点为改善脑血循环的多种措施（如溶栓、抗血小板、抗凝、降纤、扩容等方法）及神经保护的多种药物。①改善脑血循环：溶栓、抗血小板、抗凝、降纤、扩容；②神经保护：理论上，针对急性缺血或再灌注后细胞损伤的药物（神经保护剂）可保护脑细胞，提高对缺血缺氧的耐受性；③其他疗法：丁基苯酞、人尿激肽原酶、高压氧和亚低温的疗效和安全性还需开展；④中医中药。

四、中医病因病机

本病属中医"中风""偏枯""头痛"等范畴。

1. 发病因素 糖尿病日久，气阴两虚，心、肝、肾三脏阴阳失调，加之劳倦内伤，忧思恼怒，肥甘厚味，变生痰瘀，痰热内蕴；或外邪侵袭等诱因，以致气血运行受阻，肌肤筋脉失于濡养；风痰瘀血，上犯清窍，神气闭阻所致。

2. 病机及演变规律 糖尿病性脑血管疾病的发生，主要在于糖尿病日久，气阴两虚，气虚运血无力，气虚运化无力，变生痰瘀，阻于脑脉，窍络室塞，气血不相接续，神机失用；或阴亏于下，肝阳暴张，阳亢风动，血随气逆，夹痰夹火，横窜经隧，夹风动肝，风痰瘀血，上犯清空，蒙蔽清窍，而形成上实下虚，阴阳互不维系，闭脑卒中，神机失用。

3. 病位、病性　糖尿病合并脑血管病的病位在脑，涉及心、肝、肾诸脏；其病理因素有虚、火、风、痰、气、血六端，病性多为本虚标实，上盛下虚。

五、辨证论治[4]

首辨病位深浅，邪中经络者浅，中脏腑者深。二辨病程的急性期、后遗症期等不同阶段。三辨标本主次，虚、火、风、痰、气、血六端的盛衰变化。四辨病势的顺逆，根据不同的表现分别予以治标、治本或标本同治。

（一）急性期

1. 中经络

（1）肝阳暴亢证

症状：半身不遂，舌强言謇，口舌㖞斜，眩晕头痛，面红目赤，心烦易怒，口苦咽干，便秘尿黄，舌红或绛，苔黄或燥，脉弦有力。

治法：平肝潜阳。

方药：天麻钩藤饮（《杂病证治新义》）加减（天麻、钩藤、石决明、栀子、黄芩、川牛膝、杜仲、桑寄生、益母草、夜交藤、朱茯神）。

加减：面红烦热，加栀子、牡丹皮；失眠，加龙齿、生牡蛎。

（2）风痰阻络证

症状：半身不遂，口舌㖞斜，舌强言謇，肢体麻木或手足拘急，头晕目眩，舌苔白腻或黄腻。

治法：化痰息风。

方药：导痰汤（《校注妇人良方》）合牵正散（《杨氏家藏方》）加减（半夏、陈皮、枳实、茯苓、制天南星、白附子、僵蚕、全蝎）。

加减：痰涎壅盛、苔黄腻、脉滑数，加天竺黄、竹沥；头晕目眩，加天麻、钩藤。

（3）痰热腑实证

症状：半身不遂，舌强不语，口舌㖞斜，口黏痰多，腹胀便秘，午后面红烦热，舌红，苔黄腻或灰黑，脉弦滑大。

治法：清热攻下，化痰通络。

方药：星蒌承气汤（《验方》）加减（生大黄、芒硝、胆南星、全瓜蒌）。

加减：腹胀便秘，加枳实、厚朴；偏瘫、失语，加白附子、地龙、全蝎。

（4）气虚血瘀证

症状：半身不遂，肢体软弱，偏身麻木，舌僵语謇，手足肿胀，面色白，气短乏力，心悸自汗，舌质黯淡，苔薄白或白腻，脉细缓或细涩。

治法：补气行瘀。

方药：补阳还五汤（《医林改错》）加减（生黄芪、当归尾、川芎、赤芍、桃仁、红花、地龙）。

加减：语言謇涩，可选加石菖蒲、白附子、僵蚕等；吐痰流涎，加制半夏、石菖蒲、制天南星、远志。

（5）阴虚风动证

症状：半身不遂，肢体软弱，偏身麻木，舌僵语謇，心烦失眠，眩晕耳鸣，手足拘挛或蠕动，舌红或黯淡，苔少或光剥，脉细弦或数。

治法：滋阴息风。

方药：大定风珠（《温病条辨》）加减（白芍、阿胶、生龟甲、生鳖甲、生牡蛎、五味子、干地黄、鸡子黄、火麻仁、麦冬、甘草）。

加减：头痛、面赤，加牛膝、代赭石。

2. 中脏腑

（1）痰火闭窍证

症状：突然昏倒，昏愦不语，躁扰不宁，肢体强直，项强；痰多息促，两目直视，鼻鼾身热，大便秘结；甚至抽搐，拘急，角弓反张，舌红，苔黄厚腻，脉滑数有力。

治法：清热涤痰开窍。

方药：导痰汤（《校注妇人良方》）送服至宝丹（《太平惠民和剂局方》）或安宫牛黄丸（《温病条辨》）加减（半夏、制天南星、陈皮、枳实、茯苓、甘草）。

加减：抽搐强直，合镇肝熄风汤（《医学衷中参西录》）加减，或加山羊角、珍珠母；大便干结，加大黄、芒硝、瓜蒌仁。

（2）痰湿蒙窍证

症状：神昏嗜睡，半身不遂，肢体瘫痪不收，面色晦垢，痰涎涌盛，四肢逆冷，舌质黯淡，苔白腻，脉沉滑或缓。

治法：燥湿化痰，开窍通闭。

方药：涤痰汤（《奇效良方》）合苏合香丸（《太平惠民和剂局方》）加减（制天南星、制半夏、枳实、陈皮、竹茹、石菖蒲、党参、甘草）。

加减：痰涎壅盛、苔黄腻、脉滑数，加天竺黄、竹沥。

（3）元气衰败证

症状：神昏，面色苍白，瞳神散大，手撒肢厥，二便失禁，气息短促，苔白腻，脉散或微。

治法：温阳固脱。

方药：参附汤（《校注妇人良方》）加减（人参、炮附片、生姜、大枣）。

加减：汗出不止，加山茱萸、黄芪、煅龙骨、煅牡蛎。

（二）后遗症期

1. 半身不遂

（1）肝阳上亢，脉络瘀阻证

症状：眩晕目眩，面赤耳鸣，肢体偏废强硬拘急，舌红，苔薄黄，脉弦有力。

治法：平肝息风，活血舒筋。

方药：天麻钩藤饮（《杂病证治新义》）加减（天麻、钩藤、石决明、栀子、黄芩、川牛膝、杜仲、桑寄生、益母草、夜交藤、朱茯神）。

（2）气血两虚，瘀血阻络证

症状：面色萎黄，体倦神疲，患侧肢体缓纵不收，软弱无力，舌体胖，质紫黯，苔薄。

治法：补气养血，活血通络。

方药：补阳还五汤（《医林改错》）加减（生黄芪、川芎、赤芍、桃仁、红花、地龙）。

2. 音喑

（1）肾虚音喑

症状：音喑，心悸气短，下肢软弱，阳痿遗精早泄，腰膝酸软，耳鸣，夜尿频多，舌质淡体胖，苔薄白，脉沉细。

治法：滋阴补肾，开音利窍。

方药：地黄饮子（《黄帝素问宣明论方》）加减（熟地黄、巴戟天、山萸肉、五味子、肉苁蓉、远志、附子、肉桂、茯苓、麦冬、石菖蒲）。

（2）痰阻音喑

症状：舌强语謇，肢体麻木，或见半身不遂，口角流涎，舌红，苔黄，脉弦滑。

治法：祛风化痰，宣窍通络。

方药：解语丹（《医学心悟》）加减（胆南星、远志、石菖蒲、白附子、全蝎、天麻、天竺黄、郁金）。

3. 口眼㖞斜

症状：口眼㖞斜，语言謇涩不利，舌红苔薄，脉弦细。

治法：化痰通络。

方药：牵正散（《杨氏家藏方》）加减（白附子、僵蚕、全蝎）。

4. 痴呆

（1）髓海不足证

症状：头晕耳鸣，腰脊酸软，记忆模糊，神情呆滞，动作迟钝，肢体痿软，舌淡苔白，脉沉细弱，两尺无力。

治法：补精益髓。

方药：补天大造丸（《杂病源流犀烛》）加减（紫河车、熟地黄、枸杞子、杜仲、白术、生地黄、牛膝、五味子、黄柏、茴香、当归、党参、远志）。

（2）肝肾亏损证

症状：头晕眼花，耳鸣，腰膝酸软，颧红盗汗，舌红少苔，脉弦细数。

治法：滋补肝肾，安神定志。

方药：左归丸（《景岳全书》）加减（熟地黄、鹿角胶、龟甲胶、山药、枸杞子、山萸肉、牛膝、菟丝子）。

六、其他疗法

（一）中成药

1. 口服药物　银杏叶片，适用于瘀血阻络引起的胸痹、心痛、中风、半身不遂等。

2. 中药注射液　清开灵注射液，用于热病神昏、中风偏瘫、神志不清等。醒脑静注射液，用于热入营血，内陷心包，高热烦躁，神昏谵语等。

（二）针灸

1. 体针 取内关、神门、三阴交、天柱、尺泽、委中等穴。语謇，加金津、玉液放血；口蜗流涎，配颊车透地仓、下关透迎香；上肢取肩髃、曲池、外关、合谷；下肢加环跳、阳陵泉、足三里、昆仑；血压高，加内庭、太冲。

2. 耳针 取皮质下、脑点、心、肝、肾、神门及瘫痪等相应部位，每次 3~5 穴，中等刺激，每次 15~20 分钟。

3. 头针 取对侧运动区为主。

4. 穴位注射 取穴曲池、合谷、手三里、环跳、阳陵泉、髀关、解溪等，轮流选用，每穴注射当归注射液、丹参注射液等 1~2ml。

（三）推拿

上肢取大椎、肩髎、臂臑、曲池、手三里、大陵、合谷；下肢取命门、阳关、居髎、环跳、阴市、阳陵泉、足三里、委中、承山、昆仑。用推、拿、按、搓、摇等手法。

（杜启明）

· 参考文献 ·

［1］韦丽忠. 糖尿病性脑血管病发病机制研究的最新进展［J］. 医学理论与实践，2012，25（9）：1040-1041.

［2］周厚广. 糖尿病性脑血管病的研究进展［J］. 中国脑血管病杂志，2009，6（1）：49-53.

［3］中华医学会神经病学分会脑血管病学组急性缺血性脑卒中诊治指南

撰写组. 中国急性缺血性脑卒中诊治指南2010 [J]. 中华神经科杂志, 2010, 14 (2): 4013-4017.

[4] 冯兴中. 糖尿病中医防治指南糖尿病合并脑血管病 [J]. 中国中医药现代远程教育, 2011, 9 (19): 138-140.

第七节　糖尿病足的中西医治疗

糖尿病足 (diabetic foot, DF) 是指糖尿病患者由于合并神经病变及各种不同程度末梢血管病变而导致下肢感染、溃疡形成和（或）深部组织的破坏。其临床特点为早期肢端麻木、疼痛、发凉和（或）有间歇性跛行、静息痛，继续发展则出现下肢远端皮肤变黑、组织溃烂、感染、坏疽。由于此病变多发于四肢末端，因此又称为"肢端坏疽"。糖尿病足的年发病率为2%～3%。糖尿病足患者中约15%～20%可能出现足溃疡，其中溃疡合并感染的约40%～80%。糖尿病足感染 (diabetic foot infection, DFI) 可导致糖尿病足不断恶化，甚至截肢[1]。

一、流行病学调查

糖尿病足是一种以慢性、进行性肢端缺血，手足麻木及溃烂为临床表现的疾病，属于糖尿病的严重并发症，涉及糖尿病大血管病变、微血管病变及糖尿病性周围神经病变。西医认为糖尿病足的发病与糖尿病代谢损伤、糖尿病性周围神经病变、糖尿病周围血管病变、营养不良、感染等因素有关。国际糖尿病足工作组会议资料显示，糖尿病足的发生率约占糖尿病患者数的 5% ~ 15%，美国每年因糖尿病足溃疡截肢的人数超过 5000 例。随着社会经济的发展，中国的糖尿病发病率及糖尿病足溃疡患病人数也在逐年增多。糖尿病足溃疡久治不愈，可导致肢体截肢甚至死亡，给糖尿病患者家庭和社会带来了沉重的经济负担和心理压力。

二、发病机制

糖尿病足的病因和发病机制十分复杂。糖尿病神经病变和血管病变是糖尿病足发病的最主要原因。运动神经损伤导致糖尿病患者下肢无力、足畸形、足底压力增高，出现胼胝体；感觉神经损伤导致足底的保护感觉丧失；自主神经病变导致泌汗功能异常，足底皮肤皲裂；下肢血管病变导致足趾缺血、坏死。以上神经、血管病变等因素导致糖尿病患者足部对感染的反应性减低。在遭受物理、化学等损伤后，即导致糖尿病足感染的发生。

1972 年，Catterall 将糖尿病足定义为"以因神经病变而失去感觉和因肢端缺血而失去活力，合并感染的足称为糖尿病足"，提示糖尿病足的基本病因为糖尿病性周围神经病变和糖尿病周围血管病变以及感染。

三、临床表现及分级

(一) 临床表现

糖尿病足的临床表现根据病情的轻重各有不同，

以神经病变为主的糖尿病足可出现足趾畸形、胼胝体形成，下肢血管病变可出现足部苍白、足趾冰凉、皮肤温度低等症状，严重者可因疼痛而出现跛足行走。下肢供血不足导致足部抵御感染和伤口自愈下降，在遭受物理、化学等创伤后出现糖尿病足感染、坏疽等。

（二）糖尿病足的分级

根据 Wagner 分级法，糖尿病足分为 0～5 级：

0 级：有发生足溃疡危险因素的足，目前无溃疡。

1 级：表面溃疡，临床上无感染。

2 级：较深的溃疡，常合并软组织炎，无脓肿或骨的感染。

3 级：深度感染，伴有骨组织病变或脓肿。

4 级：局限性坏疽（趾、足跟或前足背）。

5 级：全足坏疽。

四、西医治疗

随着科技的发展和医学水平的提高，糖尿病足的治疗技术有了很大的发展。常见的针对糖尿病足的治疗技术包括积极治疗糖尿病等基础疾病、全身或局部使用抗生素控制感染、营养神经、改善微循环、血管重建、外科清创、局部换药、负压引流、使用新型敷料等。总的治疗原则多为在治疗原发病的基础上，通过手术和药物改善患处的微循环，增加局部营养，同时保持创面的引流通畅，有效控制和消除细菌特别是铜绿假单胞菌的感染，促进创面上皮组织的再生和修复。

（一）糖尿病足溃疡外科清创治疗

1. 锐性手术清创 即传统的手术清创方法，除清除坏死组织外，同时也损伤部分正常组织。

2. 酶学清创 运用具有水解蛋白作用的外源性酶类将坏死或失活的组织分解清除，从而达到清创目的的一种方法。同时又不损害邻近正常组织，具有作用高效、专一的特点，其治疗疾病的针对性强、作用靶点明确，疗效突出。目前常用的有胶原酶、糜蛋白酶等。

3. 自溶性清创 使用水凝胶敷料软化或溶解坏死组织；渗液多时，用吸收性敷料藻酸盐敷料覆盖，藻酸盐敷料能吸收到大量渗液，吸收渗液后能保持伤口湿润，促进伤口坏死组织自体溶解，有助于伤口自溶性清创。

4. 生物清创 五谷虫生物疗法是一种治疗感染创面的、安全有效的生物清创技术。五谷虫的生物清创机制可以分为两种：①物理治疗：五谷虫在创面不断爬行，在刺激肉芽组织生长的同时，吞食坏死组织而对健康组织无破坏；②化学治疗：五谷虫可以产生并分泌抗菌物质，这种物质能够在不影响健康组织的同时，有效抵抗细菌感染，有利于创面的愈合。

彻底清创是防止创面感染的重要措施，而及时闭合伤口又是防止组织进一步发生坏死的手段。当完成对创面的预判工作后，适当的清创处理、合适的敷料覆盖以及闭合方法在加速愈合中有重要作用[2]。促进伤口肉芽组织生长的产品，比较常用的是贝卡普勒明和水凝胶，它们都具有加速促进溃疡愈合的作用[3,4]。

（二）创面药物

细胞因子：西医研究表明，人体创面在修复过程中会分泌多种促进愈合的因子，包括碱性成纤维细胞生长因子（bFGF）、血小板衍生生长因子（PDGF）、转化生长因子、胰岛素样生长因子、干扰素-γ、表皮细胞生长因子以及钙、镁、锌、硒、锰等微量元素和各种氨基酸等，在创口表面增加以上因子可以促进创口的愈合。

（三）其他疗法

1. 伤口负压引流技术　糖尿病足溃疡属于慢性体表性溃疡，可使用负压创面治疗技术（negative pressure wound therapy，NPWT）治疗。负压创面治疗技术被认为是急性和慢性创面治疗技术发展的里程碑。慢性创面如静脉性、压迫性、糖尿病性溃疡，手术及创伤性伤等都是 NPWT 的适应证。NPWT 通过降低创面细菌负荷并促进伤口部位毛细血管萌芽来促进肉芽生长，其作用机制集中在两个方面：首先，创面过量的液体积累大大阻碍了局部免疫功能，水肿降低局部氧张力，增加了白细胞、营养物质扩散到创面床的距离，损害了对生物污染和感染的免疫反应，而吸走创面多余液体也就清除了影响氧气和营养物质有效利用的障碍。其次，NPWT 通过生物力学效应增加了伤口区的灌注。由于毛细血管床是运送氧气和白细胞的最后一站，任何对灌注的增加都将增加这些物质的集中，从而改善局部的免疫功能。

一般情况下 NPWT 很安全，但也有一些明确的治疗禁忌证，如对敷料材料过敏、心理不能承受、急性缺血性创面、创面凝血障碍、创面恶性肿瘤、应用到内脏或深部器官等[5~8]。

2. 基因治疗　慢性创面基因治疗是在基因水平通过基因转移方法，应用基因工程和细胞生物学技术，将遗传物质导入特定细胞内，使导入基因表达，以补充缺失或失去正常功能的蛋白质，或者抑制体内某种基因过量的表达，达到基因替代、基因修正或基因增强的最终治疗目的。皮肤创面表浅，作为暴露性的组织，便于基因治疗的操作，目前是最适合进行基因治疗的靶器官。目前，多采用自体骨髓或造血干细胞直接或经过再动员进行扩增后治疗下肢缺血性糖尿病足溃疡。

3. 糖尿病足溃疡创面的处理原则　糖尿病足溃疡是临床修复创面的难题，创面的修复贯穿治疗的始终，由于各种原因导致的糖尿病足溃疡经久不愈，使得临床医师颇感棘手。过去处理此类病变的方法是抗生素控制感染、保持创面干燥，在局部组织自然愈合。随着科学的发展，干细胞基因工程和材料高新技术运用于糖尿病足溃疡的治疗，新型敷料、酶类制剂和负压引流技术的运用，加上手术方法的改进，使得此类疾病的治疗技术有了很大的发展。但由于经济或技术上的各种原因，部分技术仍然难以被患者接受，许多患者寄希望于中医药传统的治疗方法。

五、中医治疗

糖尿病足属中医"脱疽""筋疽"范畴。中医学对糖尿病坏疽早有论述。《素问·生气通天论》云:"高粱之变,足生大丁。"隋代巢元方《诸病源候论·痈候》说:"少苦消渴,年四十以外,多发痈疽。"宋代《卫生家宝》说:"消渴病人足膝发恶疮,至死不救。"金元四大家中的朱丹溪在《丹溪心法》中说:"脱疽生于足趾之间,未发疽之先烦躁发热,颇类消渴,日久始发此患。"

(一) 中医对糖尿病足病因病机的认识

中医对糖尿病足的病因和发病机制的认识正在逐步深入。糖尿病足的发病病机为气阴亏虚为本,湿热壅盛、瘀血阻络为标。

气阴亏虚则经脉失养,脏腑受损,阴损及阳,阴阳俱虚,虚则无力抗邪,湿热之邪趁虚入足,阴虚则为内热,热盛则肉腐,肉腐则为脓;气虚无力推动血液运行则血运不畅,血脉瘀阻,瘀血日久化热,湿热搏结,化腐成脓;消渴日久,则脾肾俱虚,脾气虚弱,水湿运化失常,湿邪侵淫,湿壅日久,化热成毒;脾肾虚弱,则无力抗邪,湿热之邪趁虚入侵,内外相和,湿热蕴结,腐蚀筋肉,足部坏疽终成。

(二) 糖尿病足辨证论治[9]

中医辨证论治目前暂以国家中医药管理局颁布的诊疗方案及权威论著为参考,分为 4 种证型——湿热毒盛证、血脉瘀阻证、热毒伤阴证、气血两虚证。

1. 湿热毒盛证

主症：患足红肿，足趾坏疽溃烂，迅速向四周扩散，创面脓腐量多，稠厚，臭秽。

次症：壮热口渴，烦躁，便秘溲赤，疼痛剧烈。可见肌腱灰白肿胀，呈败絮样。

舌脉：舌红苔黄腻，脉滑数。

治法：清热利湿，活血化瘀。

推荐方药：四妙勇安汤（《验方新编》）。玄参、金银花，当归，甘草等，随证加减。水煎服，1剂/日，分2～3次服用[10,11]。

奚氏清消方（奚九一经验方）。茵陈、苦参、黄芩、大黄、甘草等，随证加减。水煎服，1剂/日，分2～3次服用[12]。

2. 血脉瘀阻证

主症：患足酸胀疼痛，夜难入寐，皮肤发凉干燥，趺阳脉极弱；创面肉芽色黯，渗出较少。

次症：步履艰难，皮肤黯红或紫黯，肌肉萎缩。

舌脉：舌黯红或有瘀斑，苔薄白，脉弦涩。

治法：活血祛瘀，通络止痛。

推荐方药：桃红四物汤（《医垒元戎》）。熟地、当归、白芍、川芎、桃仁、红花等，随证加减。水煎服，1剂/日，分2～3次服用[13]。

血府逐瘀汤（《医林改错》）。当归、生地、桃仁、红花、枳壳、赤芍、柴胡、甘草、桔梗、川芎、牛膝等，随证加减。水煎服，1 剂/日，分 2 ~ 3 次服用[14]。

3. 热毒伤阴证

主症：皮肤干燥，毳毛脱落，肌肉痿痹，疮流血水，皮缘干枯焦黑，疼痛，趺阳脉减弱。

次症：神疲乏力，口渴喜冷饮，五心烦热。或有足部黯红肿胀。

舌脉：舌质黯红或红绛，苔薄花剥，脉弦细无力而数。

治法：清热解毒，养阴活血。

推荐方药：顾步汤（《外科真诠》）。黄芪、人参、石斛、当归、金银花、牛膝、菊花、甘草、蒲公英、紫花地丁等，随证加减。水煎服，1 剂/日，分 2 ~ 3 次服用[15 ~ 17]。

4. 气血两虚证

主症：患足疼痛肌肉萎缩，皮肤干燥或浮肿，坏死组织脱落后创面久不愈合，肉芽黯红或淡而不鲜，疮色棕灰，脓似粉浆污水，气味恶臭，脓腐难脱。

次症：面色无华，不思饮食，神疲乏力，心悸气短，自汗，溲清便溏。

舌脉：舌淡尖红有齿痕，苔腻，脉沉细无力。

治法：益气补血，活血通络。

推荐方药：人参养荣汤（《三因极一病证方论》）。人参、白术、茯苓、甘草、陈皮、黄芪、当归、白芍、熟地黄、五味子、桂心、远志等，随证加减。水煎服，1 剂/日，分 2 ~ 3 次服用[18]。

补阳还五汤（《医林改错·瘫痿论》）。生黄芪、当归尾、赤芍、地龙、川芎、红花、桃仁等，随证加减。水煎服，1剂/日，分2~3次服用[18]。

八珍汤（《正体类要》）。当归、川芎、熟地、白芍、人参、白术、茯苓、甘草等，随证加减。水煎服，1剂/日，分2~3次服用[19]。

推荐意见：湿热毒盛证的患者，可以使用四妙勇安汤、奚氏清消方作为主方化裁。血脉瘀阻证的患者，可以桃红四物汤、血府逐瘀汤等作为主方化裁使用。热毒伤阴证的患者，可以使用顾步汤作为主方化裁。气血两虚证的患者，可以用人参养荣汤、八珍汤、补阳还五汤作为主方化裁。

（三）中医外治法

糖尿病足中医外治，重在局部辨证[20]，表现辨证选用外敷药，常见证型如下：

（1）湿热毒盛：疮面糜烂，有脓腔，秽臭难闻，肉腐筋烂，多为早期（炎症坏死期），宜祛腐为主，方选九一丹等。

（2）正邪分争：疮面分泌物少，异味轻，肉芽渐红，多为中期（肉芽增生期），宜祛腐生肌为主，方选红油膏等。

（3）毒去正胜：疮面干净，肉芽嫩红，多为后期（瘢痕长皮期），宜生肌长皮为主，方选生肌玉红膏等。

（四）专方专药治疗糖尿病足

刘玉坤等[21]应用愈足胶囊（三七、血竭、延胡索、蜈蚣、丹参、自然铜、大黄、当归、川芎、白芍、鹿角胶、龟甲胶、黄精、黄芪、杜仲、牛膝、肉桂等）治疗糖尿病足 49 例，总有效率达 93.9%。

近年来，中医对糖尿病足的研究在病因病机、治疗方法、新药研发等方面成绩显著，中医药治疗糖尿病足的优势逐渐显现出来，无论是辨证分型还是分期论治，疗效都很满意。为了减少糖尿病足的发生，应积极进行糖尿病患者的健康教育及管理，努力发挥中医药在防治糖尿病足中的作用。

（朱学敏）

· 参 考 文 献 ·

［1］ 关小宏. 糖尿病足发展史 ［J］. 中华损伤与修复杂志，2011，6（4）：9-12.

［2］ 付小兵. 进一步重视体表慢性难愈合创面发生机制与防治研究 ［J］. 中华创伤杂志，2004，20（8）：449-450.

［3］ Steed DL. Clinical evaluation of recombinant human platelet derived growth factor for the treatment of lower extremity ulcers ［J］. Plast Recon Btr Surg, 2006, 117 (7Suppl): 79-81.

［4］ Jensen JL, Seeley J, Gillin B. Diabetic foot ulcerations. A controlled, randomized comparison of two moist wound healing protocols: Carrasyn Hydrogel Wound dressing and wet-to-moist saline gauze ［J］. Adv Wound Care, 1998, 11 (7Suppl): 1-4.

［5］ Armstrong DG, Lavery LA, Diabetic Foot study Consultation. Negative pressure wound therapy after partial diabetic foot amputation: a multicentre randomized controlled trial ［J］. Lancet, 2005, 366 (9498): 1704-1710.

［6］林军. 封闭式负压引流术治疗外科慢性体表溃疡的临床观察［J］.
新医学，2011，42（2）：94-96.

［7］白明. 创面负压治疗技术对体表创面治疗效果的 Meta 分析［J］. 中
国组织工程研究，2013，17（46）：8108-8115.

［8］朱郁荣. 改良的封闭式负压引流术在体表慢性溃疡的临床应用研究
［J］. 新医学，20101，41（4）：231-233.

［9］中华中医药学会外科分会. 糖尿病足溃疡中医循证临床实践指南
［J］. 中西医结合外科杂志，2015，21（5）：540-543.

［10］张葆现，熊卫红. 四妙勇安汤加减治疗糖尿病足 97 例［J］. 山东
中医药，2004，11（23）：669.

［11］张文光，许丽华，刘斌. 四妙勇安汤加减治疗糖尿足的临床观察
［J］. 四川中医，2012，30（8）：100-101.

［12］邢鹏超，曹烨民，奚九一. 奚氏清消方及祛腐清筋术治疗糖尿病足
筋疽重症 90 例临床观察［J］. 北京中医药大学学报（中医临床
版），2013，20（3）：16-20.

［13］李爽，张学芝，吴少峰，等. 桃红四物汤治疗糖尿病足的临床疗效
观察［J］. 临床和实验医学杂志，2012，11（10）：750-751.

［14］刘乡. 血府逐瘀汤加减辨证治疗糖尿病足临床疗效观察［J］. 中国
中医基础医学杂志，2011，17（9）：1035.

［15］余绍清. 顾步汤加减治疗糖尿病周围血管病变 30 例临床观察［J］.
中医药导报，2008，14（5）：46，77.

［16］缠双鸾，白克昌. 八味顾步汤合芷黄十味生肌膏治疗缺血性糖尿病
足 108 例［J］. 河北中医，2009，31（3）：393.

［17］武强，李文刚. 辨证分型治疗糖尿病足坏疽 224 例［J］. 中国中西
医结合外科杂志，2012，18（1）：68-69.

［18］王云飞，阙华发，向寰宇，等. 扶正活血法为主治疗糖尿病足坏疽
112 例［J］. 中西医结合学报，2008，10（6）：1005-1009.

［19］赵海彬，刘爱敏，李华，等. 六位一体法治疗糖尿病足 226 例
［J］. 陕西中医，2008，7（29）：826-827.

［20］中华中医药学会糖尿病分会. 糖尿病足中医诊疗标准［J］. 世界中

西医结合杂志，2011，6（7）：618-625.

[21] 刘玉坤，张兴中，李建东，等. 愈足胶囊治疗糖尿病足疗效观察
[J]. 辽宁中医杂志，2005，32（2）：131.

第八节 糖尿病抑郁症的
中西医治疗

由于生活环境的改变，糖尿病患病率呈逐年上升趋势。由此带来的糖尿病特异性情感问题也愈来愈多。如：担心服药对脏器损害，担心出现严重并发症。同时，一些中老年患者，上要照顾年迈的老人，下要照看年幼的孙辈，整天处于一种身心疲惫的状态。还有一部分患者说：我怎得这么个病，过去没有东西吃，现在又什么都不敢吃。随着这些不良情感的日积月累，糖尿病抑郁症的发病率也逐年上升。国外学者研究发现，糖尿病患者中普遍存在抑郁，糖尿病患者患抑郁症的风险是普通人群的 2 倍。周连华等[1]发现 226 例糖尿病患者中 31.4% 合并抑郁症，其中重度抑郁症占 14.3%。研究表明，糖尿病及其并发症的严重程度与抑郁的严重程度有关，另有报告表明糖尿病合并抑郁的漏诊率达40% 以上，而在明确诊断的患者中，得到治疗的不足1/3。其发病率高，危害大，影响血糖调节的同时，严重影响到糖尿病患者的身心健康。

一、糖尿病抑郁症的定义

在弄清糖尿病抑郁症之前，我们首先要知道什么

是抑郁症。根据《中国精神障碍分类与诊断标准（第三版)》（CCMD-3）有关抑郁障碍的分类及诊断标准[2]，符合以心境低落为主，并至少有下列内容中的4项，即可诊断抑郁症。

1. 兴趣丧失、无愉快感。
2. 精力减退或疲乏感。
3. 精神运动性迟滞或激越。
4. 自我评价过低、自责，或有内疚感。
5. 联想困难或自觉思考能力下降。
6. 反复出现想死的念头或有自杀、自伤行为。
7. 睡眠障碍，如失眠、早醒，或睡眠过多。
8. 食欲降低或体重明显减轻。
9. 性欲减退。

糖尿病患者符合以上抑郁症表现者，即可认为糖尿病合并抑郁症。

二、发病机制

糖尿病抑郁症的病因尚未完全阐明，可能是多因素所致。糖尿病患者的治疗需要严格的饮食控制和锻炼计划，往往使患者的主观欲望受到压抑，同时工作能力的下降，收入减少，常年吃药使支出增加，同时并发症的出现，尤其是严重影响其日常生活功能的并发症，如视力损害及性功能损害，这都会引发糖尿病患者的抑郁情绪。抑郁情绪与疾病本身的问题又可损害其自身日常护理，使血糖控制不良，进一步使情绪恶化，形成恶性循环。

抑郁症与糖尿病之间还可能具有一定的生物学相关性。抑郁症的病因主要是由于去甲肾上腺素和 5-羟色胺（5-HT）功能缺陷所致，目前糖尿病动物模型研究也显示有类似改变。此外，下丘脑-垂体-肾上腺轴（HPA）可能是 2 型糖尿病与抑郁症这两种疾病之间联系的纽带。糖尿病与抑郁症患者共同的特点主要包括下丘脑-垂体-肾上腺轴功能失调，地塞米松抑制试验异常和皮质醇分泌节律紊乱等[3]。

三、西医治疗

尽管糖尿病患者存在较多的心理障碍，但针对性治疗较少，大多都围绕降血糖及其躯体并发症的治疗。国外有相关报道，运用认知行为疗法治疗 2 型糖尿病伴发的抑郁障碍治疗有效。国内有人尝试糖尿病教育来改善 2 型糖尿病患者抑郁症状。由于各类抗抑郁剂均会不同程度影响食欲、体重、血糖控制、认知、胆碱能系统和性功能，有些抗抑郁剂甚至可能产生强烈的直立性低血压，并出现糖尿病性自发性神经病，因此以往使用抗抑郁剂治疗糖尿病患者的抑郁症状争议颇多，既往采用抗抑郁药物治疗糖尿病抑郁症的较少。20 世纪 90 年代，国外开始研究用新型抗抑郁剂选择性 5-羟色胺再摄取抑制剂（SSRIs）治疗糖尿病伴发的抑郁症，用选择性 5-羟色胺再摄取抑制剂（SSRIs）可轻微降低血清葡萄糖和体重，且对食欲只有很小的影响。Lustman 等进行了一项随机双盲对照试验，以氟西汀治疗糖尿病伴发抑郁的患者，结果显示治疗组抑郁程度显著下降，且血糖有很大程度下降。以上研究结果提示，SSRIs 可能是一种用于控制糖尿病伴发抑郁的较好的药物。目前，国外已有众多学者提出糖尿病与抑郁症应同时治疗，把患者的心理状态作为身体健康的标准之一[3]。

四、中医治疗

中医认为，糖尿病抑郁症是指糖尿病日久发为郁症，或郁症日久转为糖尿病，或多种因素导致糖尿病、抑郁症同时发病。其病理基础是气血津液的运行失常或生成不足，致使阴阳失调。二者相互关联，互为因果，贯穿整个疾病发生发展的全过程。

（一）病因病机

1. 古代医家对糖尿病抑郁症病因病机的认识

（1）肝气郁结：长期精神刺激，导致气机郁结，进而化火，消灼肺胃阴津而发为消渴。《灵枢·五变》曰："怒则气上逆，胸中蓄积，血气逆留，臗皮充肌，血脉不行，转而为热，热则消肌肤，故为消瘅。"《素灵微蕴·消渴病》曰："消渴之病，则独责之肝木，而不责之肺金。"《外台秘要》曰："消渴病人悲哀憔悴伤也。"《临证指南医案·三消》说："心境愁郁，内火自燃，乃消症大病。"以上说明五志过极，郁热伤津是消渴病发病的重要因素。

（2）情志不畅：肝主疏泄的生理功能之一即调畅情志。正常的情志活动，主要依赖于气血的正常运行。情志异常对机体生理活动的重要影响，也在于干扰正常的气血运行。疏泄功能正常，则气机调畅，气血和调，心情开朗；如果肝主疏泄功能减退，则肝气郁结，心情抑郁，稍受刺激，即抑郁难解。

（3）气郁化火：肝气郁滞，日久化火伤阴，而致消渴。正如《刘河间·三消论》说："消渴者……耗乱精神，过违其度，而燥热郁盛之所成也，此乃五志过极，皆从火化，热盛伤阴致令消渴。"

（4）脾失健运：情志抑郁，忧愁思虑，伤及心脾。肝主疏泄，有助于脾胃的运化功能，肝失疏泄，"木旺乘土"，使脾失健运，气血生化无源，致心气亏虚，心失所养，心神失守，致精神惑乱，则见悲伤哭泣等症。脾气受损，运化失司，水湿不运，聚湿生痰，痰气瘀阻，致胸胁胀满，咽中如有物梗塞，咳之不出，咽之不下等症。

2. 现代学者对糖尿病抑郁症病因病机的认识　郭世勋等[4]认为糖尿病合并抑郁症的基本病因病机是肝失疏泄、肝气郁结，而阴虚燥热只是气机紊乱的病理结果。

李玉爽等[5]认为糖尿病抑郁症的病因是情志失调，病机是肝失疏泄，从肝论治是治疗糖尿病合并抑郁症的要领。

杨晓晖等[6]对230例社区2型糖尿病合并抑郁症患

者进行中医证候调查发现，糖尿病合并抑郁患者中肝郁气滞证（29.2%）所占比例最高。

综上所述，郁怒伤肝，肝失疏泄、肝气郁滞是糖尿病抑郁症发生发展的主要病因病机，病位主要在肝，从肝论治是糖尿病抑郁症的治疗要领。由于肝失疏泄，脾胃运化失常，导致心脾两虚、痰气郁结及肝气郁滞，郁久化火伤阴，在其发病中占重要地位。

（二）辨证要点

糖尿病抑郁症虚实夹杂，实证主要表现为精神抑郁，激动易怒，胸胁胀满，咽部梗塞不畅，善太息，脉弦滑；虚证则见精神萎靡，心神不宁，虚烦不寐，悲忧善哭，纳呆腹胀，倦怠无力，脉细或细数。

（三）辨证论治

1. 肝气郁结

症状：精神抑郁，情绪低落，胸胁胀满，易怒太息，妇女月经不调，乳房胀痛，大便干结。舌质黯红，苔薄黄或白腻，脉弦。

治则：疏肝理气。

方药：柴胡疏肝散加减。

柴胡、陈皮、川芎、香附、芍药、麸炒枳壳、石菖蒲、远志、龙骨、炙甘草。

2. 气郁化火

症状：烦躁易怒，口苦咽干，心烦不安，失眠多梦，大便秘结，舌质红，苔黄，脉弦或弦数。

治则：清肝泻火。

方药：丹栀逍遥散加减。

当归、芍药、茯苓、炒白术、柴胡、牡丹皮、炒山栀、炙甘草。

3. 痰气郁结

症状：表情淡漠，胸胁胀满，咽中如有物梗塞，咳之不出，咽之不下，疲劳，身体酸痛，头晕目眩，舌质黯，苔白腻，脉弦滑。

治则：行气开郁，化痰散结。

方药：半夏厚朴汤加减。

半夏、厚朴、茯苓、生姜、苏叶。

4. 心脾两虚

症状：多思善虑，喜悲欲哭，失眠健忘，心下痞满，便溏或干，倦怠无力，面色萎黄，妇女月经量少、色淡，舌质淡嫩，苔薄白，脉细弱。

治则：健脾养心，补益气血。

方药：归脾汤加减。

白术、茯神、黄芪、龙眼肉、炒酸枣仁、大枣。

五、心理疗法

心理疗法，即患者就诊时，与患者进行充分沟通，通过解释、说理、安慰等，帮助患者解除各种消极情绪。

首先，对患者病情进行全面了解，耐心倾听，体察病情，劝慰鼓励。其次，制订日常的生活、治疗计划，并敦促其执行。

六、生活调理

目前为止，糖尿病仍属终身疾病，在漫长的治疗过程中，患者的血糖、血脂、血压等自我管理非常重要。

1. 普及知识　使患者了解自身疾病的原因、目前治疗方案及预后；向患者详细讲解糖尿病及抑郁症的知识，告知糖尿病抑郁症是可以预防、可以治疗的。

2. 家属关心　在家里，营造温馨的生活气息；走出去，漫步在公园、田间地头，与患者谈心，使其缓解紧张情绪，帮助患者树立战胜疾病的信心。

3. 学会诉说　多参加一些社交活动，多与人沟通，诉说自己心里的苦闷，释放压力。

4. 承担责任　患者要认识自己在家庭中的重要作用，要有责任心，要有担当。

5. 公益活动　积极参加社会公益活动，帮助身边困难的人们，援助边远地区困苦的人们，建立对生活的自信与自尊。

6. 谨遵医嘱　按时用药，定期监测血糖、血压和血脂。

7. 自我教育　培养自己的兴趣爱好，如书法、绘画、听音乐，调整心态，养成良好的生活习惯。

总之，糖尿病抑郁症严重影响了糖尿病患者的身心健康，使患者丧失了战胜疾病的信心，不仅影响针对血糖的治疗，同时给家庭带来沉重的负担。在中医药治疗糖尿病抑郁症的基础上，结合心理疗法及生活调理，必将使患者树立战胜疾病的信心，达到治愈疾病的目的。

（陈子泮）

· **参考文献** ·

［1］周连华，周湘兰. 2 型糖尿病合并抑郁症 ［J］. 中国临床医学，2004，11（6）：7211-7212.

［2］中华医学会精神科分会. 中国精神障碍分类与诊断标准（第三版）［M］. 济南：山东科学技术出版社，2001.

［3］姚军，吴文源. 糖尿病伴发抑郁研究进展 ［J］. 中国心理卫生杂志，2002，16（12）：876-877.

［4］郭世勋，卢新平，李真. 疏肝调气法治疗糖尿病并抑郁症验案举隅 ［J］. 长春中医药大学学报，2009，25（1）：52.

［5］李玉爽，李涛. 糖尿病合并抑郁症从肝论治浅析 ［J］. 北京中医药，2012，31（7）：509.

［6］杨晓晖，孙宏峰，吴淑馨，等. 230 例社区 2 型糖尿病合并抑郁的中医证候调查 ［C］//5TH 全国中西医结合内分泌代谢病学术大会暨糖尿病论坛论文集. 北京：中国中西医结合学会，2012.

第九节 糖尿病性低血糖的治疗

对于非糖尿病患者来说，低血糖症是指血浆葡萄糖浓度＜2.8mmol/L，而接受药物治疗的糖尿病患者，只要血糖水平≤3.9mmol/L，就属低血糖范畴。本病可因多种原因引起，发病机制复杂，症状表现有较大的个体差异[1]。

211

一、低血糖的临床分类[2]

1. 空腹低血糖症

（1）内源性胰岛素分泌过多：常见的有胰岛素瘤、自身免疫性低血糖等。

（2）药物性：如注射胰岛素、磺脲类降糖药物、水杨酸、饮酒等。

（3）重症疾病：如肝衰竭、心力衰竭、肾衰竭、营养不良等。

（4）胰岛素拮抗激素缺乏：如胰高血糖素、生长激素、皮质醇等缺乏。

（5）胰外肿瘤。

2. 餐后（反应性）低血糖症

（1）糖类代谢酶的先天性缺乏：如遗传性果糖不耐受症等。

（2）特发性反应性低血糖症。

（3）滋养性低血糖症（包括倾倒综合征）。

（4）功能性低血糖症。

二、临床表现[1]

低血糖呈发作性，发作时间和频率随病因不同而异，症状千变万化。临床表现可归纳为以下两个方面。

1. 自主（交感）神经过度兴奋的表现　低血糖发作时由于交感神经和肾上腺髓质释放肾上腺素、去甲肾上腺素等，临床表现为出汗、颤抖、心悸、心率加快、紧张、焦虑、面色苍白、饥饿、流涎、肢凉震颤、收缩压轻度升高等。

2. 神经缺糖症状 是大脑缺乏足量葡萄糖供应时功能失调的一系列表现。初期表现为精神不集中、思维和语言迟钝、视物不清、步态不稳、头晕、嗜睡、躁动、易怒、行为怪异等精神症状，严重者出现惊厥、昏迷甚至死亡。

三、实验室检查

1. 血糖 成年人空腹血糖浓度低于 2.8mmol/L。

2. 血浆胰岛素测定 低血糖发作时，如血浆胰岛素和 C 肽水平升高，则提示低血糖为胰岛素分泌过多所致。

3. 48~72 小时饥饿试验 少数未察觉的低血糖或处于非发作期以及高度怀疑胰岛素瘤的患者应在严密观察下进行。开始前取血标本测血糖、胰岛素、C 肽，之后每 6 小时测 1 次。

四、诊 断[3]

根据低血糖典型表现（Whipple 三联征）可确定

1. 低血糖症状。

2. 发作时血糖低于 2.8mmol/L。

3. 供糖后低血糖症状迅速缓解。少数空腹血糖降低不明显或处于非发作期的患者，应多次检测有无空腹或吸收后低血糖，必要时采用 48~72 小时饥饿试验。

五、鉴别诊断

低血糖有时可误诊为精神病、神经疾患（癫痫、短暂脑缺血发作）或脑血管意外等。

1. 低血糖病因的鉴别　磺脲类药物、胰岛素用量过多、胰岛素瘤等。

2. 交感神经兴奋表现的鉴别　甲状腺功能亢进症、嗜铬细胞瘤、自主神经功能紊乱、糖尿病自主神经病变、围绝经期综合征等。

3. 精神-神经-行为异常的鉴别　精神病、脑血管意外、糖尿病酮症酸中毒昏迷、高血糖高渗状态等。

六、治　疗[3]

治疗包括两方面：一是解除低血糖症状，二是纠正导致低血糖的各种潜在原因。对于轻中度低血糖，口服糖水、含糖饮料，或进食糖果、饼干、面包、馒头等即可缓解。对于药物性低血糖，应及时停用相关药物。重者和疑似低血糖昏迷的患者，应及时测定毛细血管血糖，甚至无需血糖结果，及时给予50%葡萄糖40～60ml静脉注射，继以5%～10%葡萄糖注射液静脉滴注。神志不清者，切忌喂食，以免呼吸道窒息。

七、预　防

糖尿病患者尤其合并心脑血管疾病的老年患者，应注意预防低血糖的发生。

1. 制订适宜的个体化血糖控制目标。

2. 进行糖尿病教育 包括对患者家属的教育，识别低血糖，了解患者所用药物的药代动力学，自救方法等。

3. 充分认识引起低血糖的危险因素 ①定时定量进餐，如果进餐量减少应相应减少药物剂量；②运动前应增加额外的碳水化合物摄入量；③酒精能直接导致低血糖，避免酗酒和空腹饮酒。

4. 调整降糖方案 合理使用胰岛素或胰岛素促分泌剂。

5. 定期监测血糖，尤其在血糖波动大、环境、运动等因素改变时要密切监测血糖。

（黄　妍）

参考文献

[1] 中华医学会糖尿病学分会. 中国 2 型糖尿病防治指南 [M]. 北京：北京大学医学出版社，2013.

[2] 廖二元，超楚生 内分泌学 [M]. 北京：人民卫生出版社，2001：1644-1652.

[3] 叶任高，陆再英. 内科学 [M]. 北京：人民卫生出版社，1984：815-818.

第十节　糖尿病其他急性并发症

糖尿病急性并发症主要包括高血糖危象（如糖尿

病酮症酸中毒、糖尿病高血糖高渗性综合征)、乳酸性酸中毒及糖尿病性低血糖（详见第九节）。

一、糖尿病酮症酸中毒[1]

糖尿病酮症酸中毒（diabetic ketoacidosis，DKA）是糖尿病患者在胰岛素应用不当、急性感染等诱因作用下，体内胰岛素明显不足，升糖激素作用增强，引起脂肪组织分解为游离脂肪酸，释放到血液，于肝脏氧化分解产生酮体，从而造成酮症，并伴有代谢性酸中毒。1型糖尿病有自发 DKA 的倾向，2型糖尿病在一定诱因下发生，其中 20%～30% 既往无糖尿病病史。

1. 常见症状与体征

临床表现：恶心、呕吐、腹痛、多尿、多饮、多食、体重减轻、脱水、虚弱无力、呼吸酮味（烂苹果味）、意识模糊，最终陷入昏迷。

体格检查：皮肤弹性差、Kussmaul 呼吸、心动过速、低血压、精神改变。

2. 实验室检查

（1）血酮：血酮检测是 DKA 最关键的诊断标准。目前，临床多采用尿酮体检测。尿酮体检测特异性较差、假阳性率高，若条件允许，诊断 DKA 应采用血酮检测，若无血酮检测方法，尿酮体检测可作为备用。当血酮 ≥3mmol/L 或尿酮体阳性，血糖 >13.9mmol/L，或已知糖尿病患者，血清 HCO_3^- <18mmol/L，和（或）动脉血 pH <7.3 时，即可诊断为 DKA。如发生昏迷可

诊断为 DKA 伴昏迷。

（2）阴离子间隙：DKA 因酮酸积聚导致阴离子间隙增加的代谢性酸中毒。阴离子间隙指钠离子与氯离子、碳酸氢根离子的浓度之和的浓度差 $[(Na^+) - (Cl^- + HCO_3^-)]$。正常阴离子间隙范围 $7 \sim 9mmol/L$，$> 10 \sim 12mmol/L$ 表明存在阴离子间隙增加性酸中毒。

（3）白细胞计数：大多数高血糖危象患者会发生白细胞计数增高，白细胞计数 $> 25.0 \times 10^9/L$ 则提示体内存在感染。

（4）血钠：血钠水平可低于正常。血钠下降通常是由于高血糖造成高渗透压，使细胞内水转移至细胞外稀释所致。若高血糖浓度增加则提示严重水丢失。血清乳糜微粒会干扰血糖和血钠测定结果，因此 DKA 有可能出现假性正常血糖和假性低钠血症。

（5）血钾：胰岛素缺乏及酸中毒致血钾向细胞内转移减少，导致高钾血症。若血钾浓度低于正常，提示机体内总钾含量已严重缺乏，应进行严密的心电监护及积极补钾治疗，随着治疗的进行，血钾会进一步下降，甚至导致心律失常。

（6）血清渗透压：有效渗透压计算方法为 $[2 \times (Na^+) + 血糖（mmol/L）]$，正常值 $\leqslant 320mmol/L$。DKA 的有效渗透压通常正常。

（7）血清磷酸盐：DKA 患者血清磷酸盐水平通常升高，但这并不能反映机体状态，因胰岛素缺乏、分解代谢增强等均可导致细胞内磷酸盐离子向细胞外转运。

3. DKA 程度分级 轻度：动脉血 pH 7.25 ~ 7.30，血清 HCO_3^-（mmol/L）15 ~ 18，阴离子间隙 > 10，清醒精神状态；中度：动脉血 pH 7.00 ~ 7.25，血清 HCO_3^-（mmol/L）10 ~ 15，阴离子间隙 > 12，清醒/嗜睡精神状态；重度：动脉血 pH < 7.00，血清 HCO_3^-（mmol/L）< 10，阴离子间隙 > 12，木僵/昏迷精神状态。

4. 治疗 治疗原则：尽快补液以恢复血容量、纠正失水状态，降低血糖水平，纠正电解质及酸碱平衡失调，同时积极寻找和消除诱因，防止并发症，降低发病率。

（1）补液：积极补液是糖尿病酮症酸中毒首要的治疗措施。第 1 小时输入生理盐水，速度 15 ~ 20ml/（kg·h）（一般成人 1.0 ~ 1.5L）。随后补液速度取决于脱水程度、电解质水平、尿量等。对有心、肾功能不全者，在补液过程中要监测血浆渗透压，并对患者心、肾、神经系统状况进行评估，以防止补液过多。

当 DKA 患者血糖 ≤ 11.1mmol/L，须补 5% 葡萄糖注射液并继续胰岛素治疗，直至血酸碱度、酮体、血糖均得到控制。

（2）胰岛素治疗：连续静脉输注胰岛素 0.1U/（kg·h），重度 DKA 患者则以 0.1U/（kg·h）输注。床旁监测患者血糖及血酮，若无条件监测血酮，可以尿酮体代替。

当 DKA 患者血糖达到 11.1mmol/L，可减少胰岛素输入量，此时静脉补液应加入葡萄糖。此后需要调整胰

岛素给药速度及葡萄糖浓度以维持血糖处于 8.3 ~
11.1mmol/L。

DKA 缓解标准：血糖＜11.1mmol/L，血酮＜0.3mmol/
L，血清 HCO_3^- ≥15mmol/L，静脉血 pH＞7.3，阴离子
间隙≤12mmol/L。需持续进行胰岛素输注直至 DKA 缓
解，不可完全依靠监测尿酮体值来确定 DKA 的缓解，
因尿酮体在 DKA 缓解时仍可持续存在。

（3）补钾治疗：为防止发生低钾血症，在血钾＜
5.2mmol/L 时，并有足够尿量（＞40ml/h）时开始补
钾。一般每升输入溶液中加氯化钾含量不得超过 3.0g。

若发现血钾＜3.3mmol/L 时，应优先补钾治疗。

（4）补碱治疗：不建议在酮症酸中毒早期进行补
碱治疗，因为会加重脑水肿，从而加重意识障碍。通常
建议 pH＜6.9 的成年患者可进行补碱治疗。

二、糖尿病高血糖高渗性综合征

糖尿病高血糖高渗性综合征（HHS）是由于血浆
胰岛素相对不足，应激激素分泌增加，造成高血糖、渗
透性利尿，导致机体脱水、电解质紊乱，形成高渗
状态[1]。

1. 常见症状和体征

临床表现：呕吐、多尿、多饮、多食、体重减轻、
脱水、虚弱无力、进行性意识障碍（抽搐），最终陷入
昏迷。

体格检查：皮肤弹性差、心动过速、低血压、精神

改变、昏迷、局灶神经症状（偏盲和偏瘫）及占位性表现（局灶性或广泛性）。

2. 实验室检查

（1）显著高血糖，一般 > 33.3mmol/L。无酮症酸中毒表现。

（2）阴离子间隙：阴离子间隙指钠离子与氯离子、碳酸氢根离子的浓度之和的浓度差 $[(Na^+) - (Cl^- + HCO_3^-)]$。正常阴离子间隙范围 7 ~ 9mmol/L， > 10 ~ 12mmol/L 表明存在阴离子间隙增加性酸中毒。大部分 HHS 患者 pH > 7.3，血清 HCO_3^-（mmol/L） > 18，但常存在轻度血酮增高情况。

（3）白细胞计数：大多数高血糖危象患者会发生白细胞计数增高，白细胞计数 > 25.0×10^9/L 则提示体内存在感染。

（4）血钠：血钠水平可低于正常。血钠下降通常是由于高血糖造成高渗透压，使细胞内水转移至细胞外稀释所致。若高血糖浓度增加则提示严重水丢失。

（5）血钾：胰岛素缺乏及酸中毒致血钾向细胞内转移减少，导致高钾血症。若血钾浓度低于正常，提示机体内总钾含量已严重缺乏，应进行严密的心电监护及积极补钾治疗，随着治疗的进行，血钾会进一步下降，甚至导致心律失常。

（6）血清渗透压：有效渗透压计算方法为 $[2 \times (Na^+) + 血糖（mmol/L）]$，正常值 ≤ 320mmol/L。HHS 血浆渗透压 > 320mmol/L。

3. 治疗　HHS 治疗原则与 DKA 相近，主要是补液、胰岛素治疗、补钾。

（1）补液治疗：建议补液速度，第 1 小时 1000 ~ 1500ml（视脱水程度可酌情增加至 2000ml）；第 2 小时 1000ml；第 3 ~ 5 小时 500 ~ 1000ml/h；第 6 ~ 12 小时 250 ~ 500ml/h。随后补液速度取决于脱水程度、电解质水平、尿量等。

要在第 1 个 24 小时内补足预先估计的液体丢失量，补液治疗是否奏效，要看血流动力学（如血压）、出入量、实验室指标及临床表现。

HHS 患者血糖≤16.7mmol/L，须补 5% 葡萄糖注射液并继续胰岛素治疗，

（2）胰岛素治疗：连续静脉输注胰岛素 0.1U/（kg·h），根据血糖监测结果调整胰岛素输注速度。当患者血糖降至 16.7mmol/L 时，可减少胰岛素输入量至 0.02 ~ 0.05U/（kg·h），此时静脉补液应加入葡萄糖。此后需要调整胰岛素给药速度及葡萄糖浓度以维持血糖处于 13.9 ~ 16.7mmol/L。

HHS 缓解标准：同时包括渗透压及精神神经状态恢复正常。

（3）补钾治疗：若发现血钾 < 3.5mmol/L 时，应予补钾治疗。

三、乳酸性酸中毒

乳酸酸中毒是糖尿病合并缺氧性疾病或不恰当服

用双胍类药物以及合并脱水、缺氧，造成体内无氧酵解，产生乳酸在血中升高造成的酸中毒。糖尿病患者由于各种原因导致的乳酸酸中毒称为糖尿病乳酸性酸中毒。

1. 诊断依据

临床表现：以酸中毒为主要表现，神志模糊、恶心、呕吐、脱水、嗜睡、腹痛，缺氧及休克状态伴有发绀、乏力、嗜睡，严重者陷入昏迷。

体格检查：皮肤弹性差、深大呼吸、心动过速、低血压、精神改变、昏迷。

实验室检查：

（1）pH < 7.3，酸中毒但血、尿酮体不显著。

（2）阴离子间隙：阴离子间隙 > 18mmol/L，血清 CO_2 < 8.98mmol/L。

（3）血乳酸 2～5mmol/L，代谢性酸中毒，血乳酸 > 5mmol/L 可明确诊断。

2. 治疗

（1）补液：避免使用含乳酸制剂，选用生理盐水、胶体液、5% 葡萄糖注射液等。

（2）补碱：尽早补碱，常用 $NaHCO_3$，根据 pH 监测决定，每 2 小时测 pH，当 pH 到达 7.2 时暂停补碱治疗。

（3）降糖：使用胰岛素降糖治疗。

（4）纠正电解质紊乱。

（5）透析治疗：血液或腹膜透析以清除乳酸或引

起乳酸酸中毒的药物，如苯乙双胍。

（周静鑫）

· 参考文献 ·

[1] 中华医学会糖尿病学分会. 中国高血糖危象诊断与治疗指南 ［J］.
中华糖尿病杂志，2013，5（8）：449-458.

第三部分 ●●●●●

中医特色护理

第一节 糖尿病性周围
神经病变的中医护理

糖尿病性周围神经病变（DPN）是糖尿病最常见的慢性并发症之一，其发病率达47%～91%[1]，而用神经电生理改变判断可高达80%～100%[2]，成为糖尿病致残的主要原因，严重影响患者的生活质量。临床护理工作中，施以正确有效的辨证施护及中医药知识的健康宣教指导，可以使患者缓解症状，减轻痛苦，防止疾病的发展与转变。

一、常见症状/证候施护[1]

1. 肢体麻木、挛急、疼痛 观察四肢末端皮肤颜色、温度的变化、有无破溃及足背动脉搏动情况，疼痛发作的时间、性质、程度。嘱咐患者注意肢体及足部保暖，做好足部护理，预防足部溃疡及压疮的发生。指导患者双下肢穴位按摩，取足三里、地机、太溪、涌泉等穴。

2. 肢体痿软无力　起居有时，避免劳累，卧床休息为主，根据病情指导并协助患者功能锻炼，防止肌肉萎缩。病情稳定后适量运动，循序渐进。予患者艾灸，取气海、关元、足三里、三阴交等穴。

二、中医特色治疗护理

(一) 中药离子导入[2]

通过离子导入的电泳作用和电趋向性，促进药物向体内有效转运，达到疏通经络、补气活血、扶正祛邪的功效。

1. 操作方法　①向患者解释操作目的；②选择适宜的体位，充分暴露治疗部位，注意保暖，必要时屏风遮挡；③取中药药液倒入药杯摇匀，取纱布2块，折叠至如电极板大小，放入药杯中充分浸湿；④打开电源总开关，将药液纱布压敷在电极板上，将电极板固定在治疗部位，选择治疗时间和治疗部位，然后选择治疗处方，调节治疗强度和温度以患者能承受为宜；⑤导入过程中，询问患者感受，观察患者局部及全身情况；⑥治疗结束，取下电极，关闭电源，协助患者更换衣物。

2. 注意事项　①治疗时注意电极板的金属部分不能接触皮肤，以免灼伤皮肤；②通电量大小以患者能耐受的麻电感为宜，不可有刺痛感；③在治疗中，不得改变电极板上的极性，如必须变换时，先将输出强度旋钮退回至"0"位，然后变换极性，再重新调节治疗量。

3. 禁忌证　患有皮肤病、各种急性传染病、危重病患者、严重心脏病者及妊娠妇女，禁用本疗法。

（二）穴位按摩

根据足部经络循行进行穴位按摩，可辅助治疗肢体麻木

1. 注意事项　操作时用力要均匀、柔和，注意为患者保暖及保护隐私，操作者应修剪指甲，以防损伤患者皮肤。

2. 禁忌证　女性患者月经期或妊娠期禁用。

（三）中药泡洗[2]

选用温通散寒、活血止痛中药，煎取药汁，进行肢体局部中药泡洗，可明显改善患者肢体麻木、疼痛或冷凉感等症状。

1. 操作方法　手清洁后，将加热泡洗中药液倒入水盆内，水温控制在 37～38℃ 左右，协助患者将泡洗部位完全浸泡。20～30 分钟左右后泡洗结束，协助患者擦干泡洗部位皮肤，以便发现有无破溃，并涂抹油膏类保护。泡洗过程中注意观察患者的反应。

2. 注意事项　中药泡洗时间一般为 20～30 分钟，温度为 37～38℃ 左右，泡洗时间太长、温度过高容易过度出汗，对心脏是有损害的。同时，过高的温度会烫伤皮肤，而且血液循环过快反而引起不适，甚至出现虚脱。特殊体质的人士泡洗如出现过敏反应，应立即停止，在泡洗过程中，由于血管受热扩张，可能会出现头晕等现象，若出现这类现象时，应暂停泡洗，平卧休息。

3. 禁忌证　泡洗局部有皮肤破损者，或对药液中成分过敏者不宜应用。

三、健康指导

（一）生活起居

指导患者顺应四时，及时增减衣物，慎起居、避风寒；避免劳累，戒烟限酒；冬天注意保暖，避免使用热水袋、电热器等直接暖足，谨防烫伤皮肤而引起感染；选择宽松的鞋袜，大小适中，鞋子轻巧，鞋底较厚而鞋内较柔软，透气良好，不建议穿皮鞋，袜子以弹性好、透气及散热性好的棉毛质地为佳[1]。

（二）自我检查

指导患者及其家属重视足部自查及保护，每天观察双足1~2次，注意足部皮肤颜色、温度改变，检查趾间、趾甲、足底皮肤有无水肿、鸡眼、红肿、甲沟炎、溃疡、坏死等，评估足部感觉减退、麻木、刺痛的程度，足背动脉搏动有无减弱、皮肤是否干燥等[1]。

（三）运动指导

每天进行适度运动，如散步、起坐等，以促进血液循环。保持足部清洁，避免感染，勤换鞋袜。每日用中性皂水或温水洗脚，水温38~40℃（用水温计试水温，勿直接用脚试温），时间15~20分钟，洗净后用清洁、柔软的毛巾轻轻擦干，尤其注意擦干趾间，干燥皮肤可以使用油膏类护肤品。趾甲修剪不宜过短，不随意自行剔除胼胝[1]。

（四）预防外伤

指导患者不要赤脚或穿拖鞋走路，以防扎伤，穿鞋前先检查鞋内有无异物或异常，足部疾患应及时治疗。

（五）饮食指导[1]

1. 气虚血瘀证 宜食益气活血的食品，如山药等。

2. 阴虚血瘀证 宜食滋阴化瘀的食品，如百合、银耳、黑木耳、黑芝麻等。

3. 寒凝血瘀证 宜食温经通络的食品，如肉桂、茴香、花椒等。

4. 痰瘀阻络证 宜食化痰活血的食品，如山楂、陈皮、金橘等。

5. 肝肾亏虚证 宜食滋补肝肾的食品，如枸杞子、甲鱼、老鸭、银耳等。

6. 肢体痿软者，宜食补中益气类的食品，如山药、鱼肉、香菇等。

7. 腰膝酸软者，适当食用枸杞、黑豆等固肾之品。

（王志楠）

—————— ·参考文献· ——————

[1] 国家中医药管理局. 19个中医护理方案［M］. 北京：中国中医药出版社，2015：25-26.

[2] 中华中医药学会. 中医护理常规技术操作规程［M］. 北京：中国中医药出版社，2006.

第二节　糖尿病性胃轻瘫的中医护理

糖尿病性胃轻瘫（DGP）是糖尿病慢性并发症之一，又称糖尿病胃麻痹或糖尿病胃潴留。其主要特点是胃动力下降、胃排空延迟、胃节律紊乱[1]，临床常见的症状有恶心、呕吐、早饱、腹胀、食欲不振、餐后症状加重，严重影响患者的生活质量和糖尿病的控制[2]。通过对糖尿病性胃轻瘫患者的中医护理，可以提高患者的生活质量。

一、常见症状/证候施护

1. 恶心、呕吐　观察和记录呕吐物颜色、气味、性质、量、次数及伴随症状。饮食清淡、易消化，避免进食辛辣、油腻刺激之品。保持口腔清洁，呕吐后及时用温水漱口。舌面上放鲜姜片，可缓解呕吐。可对症进行穴位贴敷、穴位按摩等改善症状[3]。

2. 嗳气、反酸　观察嗳气的时间、次数及伴随症状。患者饭后不宜立即平卧，发作时宜取坐位，可饮用温开水，若空腹时出现嗳气、反酸，应立即进食以缓解不适[4]。

3. 食欲不振　保持进餐环境的清洁、安静，避免不良刺激，饮食宜营养丰富、易消化，可增加食物的色、香、味，以增强患者食欲。可用焦山楂、陈皮泡水饮用。

4. 脘腹胀满　观察胀满的部位、性质、程度、时间、诱发因素及伴随症状。患者饭后半小时应适当运动，如慢走，以不超过 20 分钟为宜，保持大便通畅[3]。

5. 便秘　观察排便次数、性状、排便费力程度及伴随症状；指导患者规律排便，适度增加运动量。餐后 1~2 小时，取平卧位，以肚脐为中心，顺时针方向按摩腹部，促进肠蠕动，排便时忌努责[5]。

二、中医特色治疗护理

（一）隔姜灸治疗[6]

对于邪去正虚、脾胃虚寒者，可采用隔姜灸，取上脘、中脘、气海穴。

1. 操作步骤　选择较大块新鲜生姜，切成约 0.2~0.3cm 厚的薄片，用针在其中间穿几个孔，以利热力下透，嘱患者平卧，暴露腹部，将姜片置于穴位上，上置艾炷平放于穴位上点燃施灸，当燃烧至患者感到热且微有灼痛时，即用镊子夹去，移炷再灸，直至皮肤潮红湿润为度。一般灸 5~10 分钟，或按病情而定。

2. 注意事项　①由于姜对皮肤的刺激容易起疱，必须注意观察皮肤情况及询问患者感觉，可在患者有灼热感时用镊子将姜片略提起，稍停片刻后再放下或更换姜片后再施灸；②对于小儿和皮肤感觉迟钝者，操作时可用手指轻触施灸部皮，以测知局部受热程度，防止局部烫伤；③施灸时，患者体位必须平正、舒适，不能摆动，防止燃烧的艾炷或燃尽的热灰滚落，烫伤皮肤和损坏衣物。

3. 禁忌证 ①凡属实热证、阴虚阳亢、邪热内炽，如咳嗽吐血、高血压、发热等均不宜施灸；②头、颜面部，血管表浅部位，孕妇的腹部和腰骶部不宜施灸；③有破溃和溃疡的皮肤局部不宜施灸；④对于体质虚弱、空腹、极度疲劳和对灸法恐惧者，应慎灸。施灸过程刺激量不可过强，以防发生"晕灸"。

（二）穴位按摩[7]

背腰部穴位：脾俞、胃俞、肝俞、胰俞；下肢穴位：足三里、上巨虚、下巨虚、公孙；腹部穴位：中脘、神阙和天枢。

1. 操作步骤 按照腰背部、下肢、腹部的先后顺序进行操作。操作背腰部的穴位时，患者取俯卧位，采用拇指按压法，用双手拇指同时操作双侧穴位，每穴按压时间为 30 秒左右。操作下肢穴位时，嘱患者取仰卧位，用拇指按揉法操作，操作一侧穴位再操作另一侧穴位，每穴按揉 30 秒左右。操作腹部穴位时，中脘与天枢采用中指点按法，持续点按 10 秒后休息片刻再进行下一次点按操作，每个穴位点操作 1 分钟左右。神阙穴的操作是整个操作的重点，先用全掌揉法操作 2 ~ 3 分钟，最后用掌振法操作 10 分钟左右，结束全部操作。每天 1 次，每次约 30 分钟。5 次为 1 个疗程，疗程之间休息 2 天。共治疗 4 个疗程。

2. 注意事项 ①操作者应修剪指甲，以防损伤患者皮肤；②操作前患者应排空大小便；③操作时用力要均匀、柔和，注意为患者保暖及保护隐私。

3. 禁忌证　严重心、脑、肺疾病，有出血倾向者，女性患者月经期或妊娠期禁用。

（三）耳穴贴压

1. 操作方法　先将耳廓用75%酒精棉球消毒，用探棒在所选穴位区域找出敏感点，将王不留行贴附在0.5cm×0.5cm大小的胶布中央，对准耳穴贴紧并稍加压力，使患者耳朵感到酸麻胀或发热感，贴后患者每天自行按压数次，最少每穴每次按压30下，每天3次，每次1~2分钟[8]。每次贴一侧耳朵，隔日更换另一侧耳朵，两耳轮流，10天为1个疗程。若有不适，应立即停止。

2. 穴位选择　①恶心、呕吐：取脾、胃、交感、神门、贲门穴[3]；②嗳气、反酸：取脾、胃、交感、神门穴[5]；③便秘：取大肠、小肠、胃、脾穴[5]。

3. 注意事项[8]　①过于饥饿、疲劳、精神紧张状态下，不宜立即进行，操作前应适当休息；②患者自我按压时持续时间不能超过1分钟，因耳廓血液循环差，容易导致耳廓软骨坏死、萎缩、畸变，故应积极预防；③平时应注意防水，胶布湿水后容易脱落，故应避免弄湿胶布，若胶布脱落，应及时补种。

4. 禁忌证[8]　①严重器质性疾病（如心脏病）及伴重度贫血者不宜采用；②外耳有湿疹、溃疡、冻疮破溃等不宜采用；③妊娠妇女、有习惯性流产史者宜慎用。

（四）穴位贴敷

1. 遵医嘱选择合适穴位　①嗳气、反酸：取足三里、天突、中脘、内关[4]；②恶心、呕吐：取中脘、足三里、内关、膈俞、脾俞、胃俞[3]；③脘腹胀满：取脾俞、胃俞、天枢、中脘[3]；④便秘：大黄贴敷神阙穴。首次贴敷 2 小时左右即可，以后每日 1 次，每次保留 4 小时。

2. 注意事项　观察局部皮肤状况，如有红肿、瘙痒等，及时取下敷料，拭去药粉，清洁局部皮肤；如局部水疱，注意消毒，避免感染。

3. 禁忌证[9]　对所敷药物过敏者禁用。

三、健康指导

（一）饮食调理

糖尿病性胃轻瘫患者消化期间运动减弱，胃排空延长，所以糖尿病性胃轻瘫患者在遵照一般糖尿病饮食治疗的同时宜多进食易消化食物。降低食物中不消化纤维的含量，以改善胃肠道症状及有利于血糖控制[10]。同时忌食肥甘厚腻、辛辣之品，食肥甘辛辣刺激之品易伤脾胃，湿热内生，运化失权，可使病情加重。糖尿病性胃轻瘫患者以少食多餐为宜，每日给予 5~6 餐，以减少餐后高血糖。此外，还要戒烟、戒酒。

1. 肝气郁滞证　宜食疏肝解郁、理气消痞之品，如萝卜、莲子、陈皮、麦芽等。

2. 脾胃虚弱证　宜食健脾益气、升清降浊之品，如白扁豆、莲子肉、山药、茯苓等。忌食宜损伤脾胃之品，如咖啡、韭菜、辣椒、酒类等[3]。

3. 胃阴亏虚证　宜食滋养胃阴、和胃降逆之品，如百合、莲藕、枸杞等。

4. 脾虚湿阻证　宜食健脾理气、化湿宽中之品，如薏苡仁、扁豆、荷叶、茯苓等。

5. 脾阳亏虚证　宜食健脾益气、温阳散寒之品，如山药、生姜、茴香、肉桂等。

（二）运动疗法

消化道症状严重且血糖控制不佳的患者，不建议其进行大量运动。在消化道症状得到控制，血糖＜15mmol/L，无严重并发症时，可指导患者在餐后 1 ~ 1.5 小时进行运动，15 ~ 30 分钟/次，以散步、慢跑等有氧运动为主，运动以微微出汗、精神愉悦为宜。

（三）情志护理

情志活动与脏腑气机的关系非常密切，七情过激可直接伤及内脏。中医认为怒伤肝、思伤脾、悲伤肺，糖尿病并发胃轻瘫因病程长、难以根治，患者常会产生焦虑、抑郁、悲观等不良心理反应，思虑过度，易伤脾胃，影响食欲、睡眠，而长期的精神紧张、焦虑和郁闷情绪，会影响血糖水平，故应多与患者沟通，帮助患者了解糖尿病的发生原因、预后，并鼓励家属理解和支持患者，鼓励患者保持乐观的情绪，树立战胜疾病的信心，使其以最佳的心理状态配合治疗、护理。

（四）药物护理

中药是治疗糖尿病性胃轻瘫的主要方法之一。中药均在制剂室煎煮，每剂中药煎 200ml，于早餐、晚餐后半小时服用，服后观察病情及舌脉变化，以便于医师加减药物，嘱患者坚持服药，不要随意中断[11]。如患者恶心呕吐，可少量多次服药，每次服药时，加热药液至温热。

服药禁忌：凡属生冷、油腻、辛辣、海腥、腥臭等不易消化及有特殊刺激性的食物，应忌口，脾胃虚弱者尤其要注意[12]。

（卢　珊）

·**参考文献**·

[1] 李晓苗，郭瑞林. 糖尿病性胃肠病［M］. 第 2 版. 北京：人民军医出版社，2003：367-368.

[2] 黄东梅，鲍继春. 中药治疗糖尿病胃轻瘫的临床新应用［J］. 海峡药学，2008，20（5）：94-97.

[3] 国家中医药管理局医政司. 促脉证（阵发性心房颤动）等 20 个病种中医护理方案（试行）［M］. 北京：2014：47-50.

[4] 国家中医药管理局医政司. 19 个病种中医护理方案［M］. 北京：中国中医药出版社，2015：2.

[5] 国家中医药管理局医政司. 促脉证（阵发性心房颤动）等 20 个病种中医护理方案（试行）［M］. 北京：2014：62-63.

[6] 陈佩仪. 中医护理学基础［M］. 北京：人民卫生出版社，2012：195-199.

[7] 李静，张金相. 穴位按摩护理技术对 2 型糖尿病胃轻瘫患者的干预效果观察［J］. 医学理论与实践，2015，28（17）：2394-2395.

[8] 陈佩仪. 中医护理学基础 [M]. 北京：人民卫生出版社，2012：246-247.

[9] 陈佩仪. 中医护理学基础 [M]. 北京：人民卫生出版社，2012：129.

[10] 李清华，李清红，张艳，等. 门诊糖尿病胃轻瘫患者的饮食指导 [J]. 解放军护理杂志，2004，21（7）：98-99.

[11] 宋琼. 糖尿病胃轻瘫的中医护理体会 [J]. 中国民族民间医药，2011，20（9）：120.

[12] 陈佩仪. 中医护理学基础 [M]. 北京：人民卫生出版社，2012：122.

第三节 糖尿病肾病的中医护理

糖尿病肾病是糖尿病引起的严重和危害性最大的一种慢性并发症，导致患者的生活质量严重下降。中西医护理在糖尿病肾病护理中的应用效果显著，能有效提高患者生活质量[1]。

一、常见症状/证候施护

1. 水肿 监测患者体重、腹围，严格记录患者出入量，观察排尿次数和量，使用利尿剂者观察电解质和生命体征变化。如患者出现每日尿量少于400ml或尿闭、表情淡漠、腹胀、呼吸深长、恶心、呕吐、气息短促、面白唇紫、烦躁心悸等症状时，应立即通知医师及时处理。阴囊水肿者可局部垫起，避免受压，也可使用芒硝外敷局部。严重胸、腹水时取半坐卧位，双下肢水肿者，可指导患者适当抬高下肢，以增加静脉血液回流[2]。

2. 倦怠乏力、腰膝酸软 指导患者起居有时，避免劳累，适当进食补中益气类食物，如山药炖排骨等食疗方。可指导患者使用艾灸，取足三里、关元、气海穴，以温肾化气、调节脏腑气血功能。

3. 泡沫尿 观察尿泡沫的多少及消散时间，注意观察发热、劳累等因素对患者蛋白尿的影响。

4. 视力下降、视物模糊 注意观察患者视力的变化，定期检查眼底情况，嘱患者减少看电视及阅读的时间，宜闭目养神。可饮用菊花枸杞茶，指导患者穴位按摩睛明、四白、丝竹空穴，以辅助通络明目。并给予患者评估跌倒高危因素，落实防跌倒措施，如告知患者平日穿鞋要合脚、防滑、系好鞋带，裤腿不能太长，防止踩上而跌倒。

5. 头晕 定时监测血压，发生头晕时应卧床休息，必要时及时就医。嘱患者保持大便通畅，勿屏气或用力排便，可顺时针按摩腹部，以增加肠蠕动，促进排便。给予患者穴位按摩以减轻头晕症状，取三阴交、足三里、风池、百会、太阳、降压沟等穴；予耳穴埋豆辅助降血压，取心、脑干、神门、交感、降压沟等[3]。

二、中医特色治疗护理

（一）中药灌肠

采用通腑泄浊中药保留灌肠，有助于通过肠道排毒,部分减少体内毒素。

1. 操作方法 ①操作前嘱患者排空大便,必要时先行清洁灌肠;②将药液温度控制在 39～41℃;③协助患者抬高臀部 10cm,将肛管缓缓插入肛门 10～15cm;④药液灌注完毕后,协助患者取舒适卧位,并尽量保留药液 1 小时以上,以提高疗效;⑤准确记录灌肠时间、保留时间及患者排便情况。

2. 注意事项 操作前注意评估患者肛周皮肤有无红肿破溃、有无药物过敏史;控制适当的药液温度(39～41℃),药液温度过低可使肠蠕动加强,腹痛加剧,过高时则引起肠黏膜烫伤或肠管扩张,产生强烈便意,致使药液在肠道内停留时间短,吸收少。应选择在晚间睡前灌肠,灌肠后不再下床活动。中药保留灌肠后,患者大便次数增加,需注意对肛周皮肤的观察及保护,必要时可局部涂抹油剂或膏剂[4]。

(二)艾炷灸

艾炷灸膀胱经、肾经、督脉等处的穴位,可辅助治疗乏力及腰膝酸软。

1. 注意事项 ①首先评估患者对艾灸气味的接受程度,注意室内温度的调节,保持室内空气流通;②施灸部位宜先上后下,先灸头顶、胸背,后灸腹部、四肢;③施灸过程中询问患者有无灼痛感,调整距离,及时将艾灰弹入弯盘,防止灼伤皮肤;④注意施灸的时间,如失眠症要在临睡前施灸,不要在饭前空腹或饭后立即施灸;⑤施灸后局部皮肤出现微红灼热,属于正常现象；⑥如灸后出现小水疱时，无需处理，可自行吸收。如水疱较大时，需立即报告医师，遵医嘱配合处理。

2. 禁忌证 颜面部、大血管部位、孕妇腹部及腰骶部不宜施灸[5]。

(三) 耳穴贴压

在耳部肝、肾、神门、皮质下、降压沟穴行穴位贴压辅助治疗高血压及头晕。

注意事项：根据患者的疼痛耐受程度，两耳交替使用，隔日更换耳豆贴，15 日为 1 个疗程，指导患者正确按压，每日用手指按压各个穴位 3 次，每穴按压至有胀、麻、痛感为好。注意观察患者皮肤情况，若有不适，应立即停止。耳部皮肤有炎症、破溃、冻伤的部位禁用；妊娠期妇女禁用。

三、健康指导

《黄帝内经》中有云"食饮有节，起居有常"，即是要人们适度饮食，按时作息，适当锻炼，才能保持良好的身体状态。

(一) 生活起居

保证病室空气流通，避免交叉感染，调摄寒温，避免外邪，随季节交替增减衣被，预防感冒；做好个人卫生，对患者生活自理能力程度进行评估，定期监测血糖。

（二）饮食指导

节制饮食具有基础治疗的重要作用，在保障机体合理需要的情况下，要限制粮食、油脂的摄用，忌食糖类，养成定时定量的进餐习惯，戒烟、酒、浓茶、咖啡等。

糖尿病患者摄入蛋白质以每日每千克 1g 为宜，三餐均匀分配，进入糖尿病肾病期以后，蛋白质每日控制在 0.6~0.8g/kg 左右，以优质的动物蛋白为好，尽量避免进食豆制品[6]。限制蛋白质摄入量，以降低血尿素氮（BUN），减轻尿毒症症状，有利于降低血磷和减轻酸中毒。长期低蛋白饮食的患者，应使用必需的氨基酸及 α-酮酸的混合治疗，给予定量脂肪，以减少体内蛋白质的分解。蛋白质的质和量的要求：60% 以上蛋白质用高生物价优质蛋白，每日摄入 35g。

高热量的摄入：供给足量的脂肪以获得充足热量，注意供给富含维生素 B 族、维生素 C 和叶酸的食物[7]。

限制水钠的摄入：严格控制摄入量，可用含水、含冰块或湿棉签涂抹嘴唇，代替饮水或减轻患者的烦渴感受。

改善患者食欲，适当增加活动量，改进烹调方法，尽量使食物的色香味俱全，提供清洁舒适的进餐环境，少食多餐，口气较重的患者应加以口腔护理。根据患者体质辨证选择适当食物。

1. 气阴虚血瘀证　宜食补气、清凉类及活血化瘀的食品。

2. 阳气虚血瘀证　宜食性质温热，具有补益肾阳、温暖脾胃及活血化瘀的食品。

3. 气阴虚血瘀湿浊证　宜食补血、补气、清凉类及活血化瘀、祛湿化浊的食品。

4. 阳气虚血瘀湿浊证　宜食补益肾阳、活血化瘀、祛湿化浊的食品，不宜多吃酸涩食品，如柚子、枇杷等。

（三）运动指导

患者采用中低强度的有氧耐力运动项目，如步行、慢跑、骑车等，轻症或恢复期患者可根据体力情况适当运动，但不宜劳累。指导患者进行中医养生功的锻炼，如八段锦、太极拳等。加强透析前健康教育，让患者充分了解透析的最佳时机，以及血液透析和腹膜透析方式的适应证、禁忌证、优缺点等。

（四）情志护理

多与患者沟通，使其了解本病的相关知识与情志的关系，保持乐观稳定的情绪，鼓励战胜疾病的信心，运用言语开导法给予患者心理调节。

（五）用药护理

一般情况下口服中药汤剂，每剂药每日分 2 次服用，具体服药时间可根据药物的性能、功效、病情遵医嘱选择，如消食化积药通常饭后服，泻下药宜饭前服，一般情况宜采用温服法，对有特殊治疗需要的情况应遵医嘱服用。

（汤　娜）

· 参考文献 ·

[1] 孟凡红. 中西医护理在糖尿病肾病护理中的应用分析 [J]. 糖尿病新世界杂志，2015（3）：184.

[2] 徐桂华，张先庚. 中医临床护理学 [M]. 北京：人民卫生出版社，2012：203-204.

[3] 宫欣茹. 耳穴埋豆法治疗肾性高血压疗效观察及护理 [J]. 齐齐哈尔医学院学报，2015，36（27）：4191-4192.

[4] 国家中医药管理局医政司. 19 个病种中医护理方案 [M]. 北京：中国中医药出版社，2015：25-26.

[5] 中华中医药学会. 中医护理常规技术操作规程 [M]. 北京：中国中医药出版社，2006.

[6] 陈仪. 糖尿病肾病患者的中医护理 [J]. 中医临床研究，2012，1（5）：103-104.

[7] 宋健，黄玉红. 糖尿病并发肾病患者的营养护理干预 [J]. 当代医学，2009，15（30）：132.

第四节　糖尿病性视网膜病变的中医护理

糖尿病性视网膜病变（DR）是糖尿病性微血管病变中最重要的表现，是一种具有特异性改变的眼底病变，是糖尿病的严重并发症之一，是反映身体代谢内分泌及血液损害的典型微血管病变。由于其复杂多变的眼底病变及对视功能造成损害的程度，产生视物模糊不清甚至突然视物不见等一系列症状。中医眼科根据不同症状将本病归入"暴盲""视瞻昏渺""云雾移睛"等症状[1]。

一、常见症状/证候施护

1. 视物模糊　居住环境光线明亮，避免强光刺激，物品摆放有序，地面防滑，观察患者视物模糊或变形的程度，评估跌倒高危因素，悬挂防滑标识，加装护栏，督促其更换防滑鞋。若突然出现眼前全黑或漂浮圆形黑影等眼底出血症状时，应立即至眼科就诊。遵医嘱耳穴贴压，取肝、眼、肾、神门、交感等穴。

2. 目睛干涩　避免强光与烟尘刺激，阅读及使用电脑大于1小时应闭目休息10分钟，遵医嘱眼部中药湿敷、中药熏蒸或雾化、中药离子导入、穴位按摩（太阳、上睛明、四白、丝竹空穴）。

3. 头晕耳鸣　出现头晕、头痛加重，或血压升高时，卧床休息。如休息不能改善症状，及时就医。平素改变体位时动作宜缓慢，防止跌倒。遵医嘱耳穴贴压，取穴心、肝、肾、神门、交感等穴。

二、中医特色治疗护理

（一）穴位按摩

穴位：太阳、睛明、四白、丝竹空。

操作步骤：①太阳：以左右大拇指螺纹面按住太阳穴进行按揉；②睛明：以左手或右手大拇指按鼻根部，先向下按，然后向上挤；③四白：先以左右食指与中指并拢，放在靠近鼻翼两侧，大拇指支撑在下颌骨凹陷处，然后放下中指，在面颊中央按揉。注意穴位不能移动，按揉面不要太大。

注意事项：每个穴位揉按 1 分钟，每日 2 次，持之以恒，操作时力度要均匀、柔和。操作前洗净双手，修剪指甲，以防损伤皮肤。

（二）中药熏蒸

多选用菊花、谷精草、密蒙花等明目之品煎煮药液。

操作步骤：将中药倒入煎药锅内，加水煮至沸腾；将药液倒入熏蒸容器内，冷却至 37～40℃左右；嘱患者坐位，将双目放在熏蒸容器上用蒸汽熏蒸，距离为 5cm，时间为 20～30 分钟，每日 1 次，7 天 1 个疗程。

注意事项：熏蒸器具一人一用一消毒，掌握熏蒸的距离和温度，严防烫伤。

（三）中药湿敷

可选上述熏蒸药物煎煮药液。

操作步骤：将煮好药液倒入治疗碗中，晾至 37～40℃；嘱患者取仰卧位，闭目；将无菌纱布充分浸泡在药液中，用镊子夹住纱布两端拧至不滴水为宜，将纱布敷于眼部；定时更换浸泡药液的纱布。每次 10 分钟，每天 1 次。

注意事项：药物过敏者、眼周皮肤破损者禁用，用药过程中观察患者有无不良反应，若局部皮肤出现红斑、痒痛、水疱时应立即停止，注意温度，防止烫伤，注意消毒隔离，防止交叉感染。

三、健康指导

（一）饮食指导

合理的饮食调理对糖尿病的治疗至关重要。糖尿病性视网膜病变患者多因素体脾虚或过食肥甘厚腻，导致脾胃运化失司，酿成痰湿内热，上犯目窍而致病。故患者要忌食肥甘厚腻及辛辣刺激之品，戒烟酒，严格控制糖类食物及碳水化合物的摄入量。食物要以易消化、粗纤维为主，以防便秘的发生。因糖尿病患者含糖类食物摄入较少，易导致身体营养失调，平时还要注意饥饱适宜、饮食多样化，指导患者多吃降糖的食物如苦瓜等新鲜蔬菜[1]。甚至部分患者因过分担心血糖升高而不敢进食碳水化合物导致营养不调，还需指导患者进食含蛋白质丰富的食物，如牛奶等。

另外，口渴喜饮者可用麦冬、怀山药、葛根等煎水代茶饮，眼底病患者还可用决明子煎水饮[1]，指导患者进食滋补肝肾、补气血之品如黄芪、党参、熟地等，以达到扶正治本，调和气血，滋养目窍的目的。

饮食辨证调摄[2]：

1. 气阴两虚，络脉瘀阻证　宜食益气养阴、活血通络之品，如莲子、百合、山药等。食疗方：山药排骨汤。

2. 肝肾阴虚，目络失养证　宜食补益肝肾、养血通络之品，如鸡肉、鱼肉、大豆、蘑菇、黄鳝、黑芝麻、枸杞等补气活血食物。食疗方：枸杞蒸鸡。

3. 阴阳两虚，血瘀痰凝证 宜食阴阳双补、化痰祛瘀之品，如牛肉、羊肉、枸杞等。食疗方：清炖枸杞鸽、桂心汤或枸杞粥等。

（二）情志调理

情志失调是糖尿病性视网膜病变的病因之一。患者患病后更容易产生焦虑、恐惧等不良情绪，对治疗和康复十分不利，甚至会加重病情，所以患者要放松心态，遇事勿恼怒，避免情志刺激，尤其是糖尿病眼底出血视力骤然下降者，更应了解所患疾病的发生发展规律及有效治疗方法，向患者讲述"精神不进，志意不治，故病不可全"，解释调畅情志的重要性，增强战胜疾病的信心。另外，还需做好患者家属的思想解释工作，帮助患者获取家庭和社会的支持与关怀。

（三）生活起居

人与自然界的关系极为密切，在治疗及康复期间，周围环境的好坏直接影响着疗效。家属及医护人员应该为患者创造一个空气清新、阳光充足、整洁安静的舒适环境，医务人员温馨微笑服务，使患者感受到"星级"服务，有利于疾病的康复，在护理过程中关心体贴患者，执行各种治疗操作动作要轻巧，尤其滴眼药水时要严格核对药物、眼别等，眼药瓶不能触及睫毛和眼睛。

平时注意不要强光直射眼睛，防止眼外伤，保持良好的生活习惯，睡眠充足，不熬夜，避免长时间连续操作电脑，连续操作 1 小时，休息 5~10 分钟，休息时可以看远处或做眼保健操。

（四）康复指导

糖尿病性视网膜病变关键在于控制血糖，稳定视力，其康复是一个漫长的过程，指导其出院后注意休息，减少体力劳动，要适当运动，如太极、五禽戏等[3]。避风寒、调畅情志，忌吃辛热煎炸、肥甘滋腻之品。注意用眼卫生，正常使用目力，告知滴眼药水的方法、次数，并嘱患者勿乱用、滥用眼药水，若有不适及时治疗，以免延误诊断及治疗。定期检查视力、眼底及血糖情况。对于视力明显下降的患者，如需注射胰岛素，可采用"一听二摸"的方法。"一听"，胰岛素注射笔在旋转时，通常伴有"哒、哒"的声音，每一声通常代表转动1个单位胰岛素；"二摸"，胰岛素注射笔在旋转时，每转动1个单位胰岛素，手下都会感觉到停顿感。可通过以上两种方法计数胰岛素的用量。

（五）眼底出血护理

对于眼底出血的患者，要注意保持大便通畅，防止便秘，避免因用力排便造成新发眼底出血灶。此外，还要避免弯腰低头穿脱鞋袜，这两种姿势同样会有增加新发眼底出血灶的可能，平时穿脱鞋袜时，可以采用穿鞋凳抬高足部。

（王 鹃）

· 参考文献 ·

[1] 李亚清. 糖尿病视网膜病变的中医护理 [J]. 实用中医内科杂志，

2006，20（6）：684.

［2］莫春秋. 消渴目病中医护理方案临床运用初探［J］. 世界最新医学信息文摘，2014，14（32）：450.

［3］区惠清，秦艳芳. 糖尿病视网膜病变的中医护理［J］. 现代医院，2005，5（1）：43.

第五节 糖尿病性心血管疾病的中医护理

糖尿病不仅仅是冠心病的重要危险因素，也是冠心病的危症。糖尿病合并冠心病对患者的不良影响势必要加倍，通过有效的护理干预，可明显提高患者的生活质量和生存时间[1]。

一、常见症状/证候施护

1. 胸闷、胸痛　密切观察胸痛的部位、性质、持续时间、诱发因素及伴随症状，监测心律、心率、脉搏、血压等变化。出现异常或胸痛加剧，汗出肢冷时，应立即寻求医师救治。如在家中发生以上情况，应立即拨打120或999送医就诊。

发作时必须卧床休息，必要时给予氧气。可舌下含服硝酸甘油、速效救心丸或麝香保心丸，并观察胸痛性质变化。

2. 心悸、气短　观察心率、心律、血压、脉搏、呼吸频率、节律、面唇色泽及有无头晕、黑蒙等伴随症状。可酌情给予氧气，必要时就医。

3. 喘促 观察患者面色、血压、心率、心律、脉象及心电示波的变化。遵医嘱控制输液速度及总量。使用解痉平喘药物，注意观察患者有无呼吸急促、口唇及颜面发绀、心率加快等情况。使用强心药物后，注意观察患者有无出现纳差、恶心、呕吐、头痛、乏力、黄视、绿视及各型心律失常等洋地黄中毒的症状。

二、中医特色治疗护理[2]

（一）耳穴贴压

根据不同症状，随症配穴。如心悸主穴：心、小肠、皮质下；配穴：心脏点、交感、胸、肺、肝。便秘患者用力排便时，更易诱发心血管危症，可选通便穴位：大肠、三焦、脾、皮质下；配穴：肺、便秘点等。

注意事项：指导患者每天按压穴位 3~5 次，每次每个穴位垂直按压 30 秒；根据患者的疼痛耐受程度，一般 3~7 天 1 个疗程，两耳交替使用，指导患者正确按压，注意观察患者皮肤情况，若有不适，应立即停止。具体操作方法同前述章节。

（二）灸法

遵医嘱取穴，随症配穴，如心俞、足三里、肺俞、百会、内关、肾俞、三焦俞、关元等。评估患者对艾灸气味的接受程度，调节室内温度，保持室内空气流通，为患者做好保暖及保护隐私。

（三）穴位贴敷

胸闷、胸痛可遵医嘱穴位贴敷，取心俞、膈俞、脾俞、肾俞等穴位。用力要均匀、柔和，注意手法，操作者应修剪指甲，以防损伤患者皮肤。为患者做好保暖及保护隐私。

三、健康指导

（一）生活起居

居住环境安静，空气新鲜，温湿度适宜。避免劳累、饱餐、情绪激动、寒冷、便秘、感染等诱发因素，戒烟限酒。起居有常，发作时应注意休息，舒缓期适当锻炼，如快步走、打太极拳等，以自我能耐受，不感到疲劳为宜。

（二）饮食指导

合理调整饮食，应当控制进食量，指导患者坚持低盐、低脂、低胆固醇饮食，限制脂肪及内脏、鱼子、软体动物、甲壳类动物等胆固醇较高的食物。多吃新鲜蔬菜、水果，防止便秘。养成良好的饮食习惯，细嚼慢咽，避免过饱，少吃零食等，禁忌刺激性食物，戒烟，禁饮酒、咖啡和浓茶等。

（三）情志调理[3]

糖尿病性心血管疾病患者的行为特点是动机强、争强好胜，尤其是在心肌梗死发病阶段，当胸痛发作产生濒死感时，又多有紧张、焦虑、抑郁和压抑情绪。过重的精神负担，可引起神经内分泌系统功能紊乱，从而加重病情。因此，护理人员要主动和患者接触，用真诚、和蔼的语言关心体贴患者；建立融洽的护患关系；

根据患者的不同年龄、性别、文化程度和接受能力，采取不同的方式与患者沟通，认真倾听患者的陈述，有针对性地进行有的放矢的心理安慰和支持，并想方设法满足其心理要求，教会患者如何调整心理状态，正视病情，树立战胜疾病的信心。应用中医七情归属，了解患者的情绪状态，指导采用移情易性的方法，分散患者对疾病的注意力，改变其不良习性。

（四）运动指导

教会患者调节适度运动的方法，选择适合自己的运动方式及运动的时间、频率、强度。运动应遵循循序渐进的原则，长期坚持可减轻体重，降低血脂，提高心血管的功能，增强体质，如有氧运动（散步、慢跑、太极拳）等运动方式。

（五）用药护理

对于心血管疾病的患者，糖尿病、高血压、高脂血症均是引发或加重病情的重要因素，嘱咐患者平时务必遵照医嘱有规律、按时服药，切忌自行增减，引起血糖、血压波动，诱发心肌梗死等危险的发生。

（李晓婷）

· 参考文献 ·

［1］宋丽燕. 冠心病病人的心理护理［J］. 长春中医药大学学报，2006，22（3）：35.

［2］国家中医药管理局医政司. 19 个病种中医护理方案［M］. 中国中医药出版社，2015：25-26.

［3］林爱玲，廖梅芳，朱苗飞，等. 冠心病病人抑郁情绪调查及焦点式

心理护理［J］. 临床和实验医学杂志，2006，5（2）：131-132.

第六节　糖尿病性脑血管疾病的中医护理

糖尿病合并脑梗死的危险性是非糖尿病者的 2～4 倍，病死率高[1]。因此早期对患者进行心理护理、健康教育、康复等方面的综合护理，不但可以促进脑功能的恢复，对提高患者生活质量和社会能力也有很大的益处[2]。

一、常见症状/证候施护

1. 半身不遂　观察四肢肌力、肌张力、关节活动度和肢体活动的变化。根据疾病不同阶段，指导协助患者良肢位摆放、肌肉收缩及关节运动，减少或减轻肌肉挛缩及关节畸形。尽早指导患者进行床上的主动性活动训练，包括翻身、床上移动、床边坐起、桥式运动等。如患者不能做主动活动，则应尽早进行各关节被动活动训练。做好各项基础护理，满足患者生活需要。

2. 舌强语謇　建立护理人员与患者交流板，与患者达到良好沟通，从患者手势及表情中理解其需要，也可与患者共同协调设定一种表达需求的方法。训练有关发声肌肉，先做简单的张口、伸舌、露齿动作，再进行软腭提高训练，再做舌部训练。遵医嘱予患者穴位按摩，取廉泉、哑门、承浆、通里等穴，以促进语言功能恢复。

3. 吞咽困难　对轻度吞咽障碍以摄食训练和体位训练为主。对中度、重度者采用间接训练为主，包括增强口面部肌群运动、咽部冷刺激、空吞咽训练等。有吸入性肺炎风险的患者，给予鼻饲饮食。

4. 便秘　教会患者或家属用双手沿脐周顺时针按摩，每次 20 ~ 30 周，每日 2 ~ 3 次，促进肠蠕动。鼓励患者多饮水，每天 1500ml 以上，养成每日清晨定时排便的习惯。饮食以粗纤维为主，如蔬菜、黑芝麻等。遵医嘱予患者水调大黄粉穴位贴敷神阙穴，辅助治疗便秘。或遵医嘱耳穴埋豆，取肝、肾、神门、皮质下、大肠、直肠。

5. 二便失禁　观察排便的次数、量、质，有无里急后重感；尿液的色、质、量，有无尿频、尿急、尿痛感。保持会阴皮肤清洁干燥，如留置导尿，做好留置导尿的护理。遵医嘱艾灸，取神阙、气海、关元、三阴交、足三里等穴。

二、中医特色治疗护理

（一）穴位按摩

遵医嘱予患者穴位按摩，取廉泉、哑门、承浆、通里等穴，以促进语言功能恢复；半身不遂的患者，还可以循患肢手阳明大肠经、足阳明胃经轻轻拍打（下肢静脉血栓者禁用）。

（二）中、低频治疗

遵医嘱中频、低频治疗，取上肢肩井、曲池、合谷、外关等穴，下肢委中、昆仑、悬钟、阳陵泉等穴，严禁直接刺激痉挛肌肉。此外，还可以遵医嘱用穴位拍打棒循患肢手阳明大肠经、足阳明胃经轻轻拍打，每日2次，每次30分钟。注意下肢静脉血栓者禁用。

三、健康指导

（一）生活起居

调摄情志、建立信心，起居有常，戒烟酒、慎避外邪。注意安全，防呛咳窒息，防跌倒坠床等意外。

（二）饮食指导[3]

对于糖尿病患者来说，饮食是控制血糖重要的方面。护理人员应计算患者每天所需的热量，限定总热量，合理搭配糖类、蛋白质及脂肪的比例。脑梗死是由于胆固醇过高、血压过高等原因导致动脉硬化，因此脑梗死患者的饮食应尽量低脂、低盐。因此，糖尿病合并脑梗死患者的饮食应避免进食高糖、高脂肪等食物，应进食清淡、高纤维食物；特别是发病后，还应注意进食容易消化、高纤维的食物，避免加重患者的胃肠道负担。加之，高纤维食物能帮助患者延迟胃排空时间，减缓食物消化速度，还可改善患者便秘等情况。在患者进食时，应叮嘱患者进食速度不能过快，避免食物呛入食管发生肺部感染等。

1. 风痰阻络证　进食祛风化痰开窍的食品，如山楂、黄瓜。忌食羊肉、牛肉、狗肉等。

2. 气虚血瘀证　进食益气活血的食物，如山楂。

3. 肝肾亏虚证　进食滋养肝肾的食品，如芹菜黄瓜汁、清蒸鱼等。

4. 神志障碍或吞咽困难者，根据病情予禁食或鼻饲喂服。

5. 注意饮食禁忌。糖尿病患者应注意控制碳水化合物及葡萄糖的摄入。

（三）情志调理

鼓励病友间多沟通、多交流。鼓励家属多陪伴患者，家庭温暖是疏导患者情志的重要方法。

（四）良肢位摆放[3]

1. 仰卧位　①偏瘫侧肩放在枕头上，保持肩前伸，外旋；②偏瘫侧上肢放在枕头上，外展20°~40°，肘腕指关节尽量伸直，掌心向上；③偏瘫侧臀部固定于枕头上；④偏瘫侧膝部外应放在枕头上，防止屈膝位控制不住突然髋膝旋造成股内收肌拉伤，膝下垫一小枕保持患膝稍屈，足尖向上。

2. 患侧卧位　①躯干略后仰，背后放枕头固定；②偏瘫侧肩向前伸平外旋；③偏瘫侧上肢和躯干呈90°，肘关节尽量伸直，手掌向上；④偏瘫侧下肢膝关节略弯曲，髋关节伸直；⑤健侧上肢放在身上或枕头上；⑥健侧下肢保持踏步姿势，放枕头上，膝关节和踝关节略为屈曲。

3. 健侧卧位　①躯干略为前倾；②偏瘫侧肩关节

向前平伸，患肩前屈 90°~100° 左右；③偏瘫侧上肢放在枕头上；④偏瘫侧下肢膝关节髋关节略为弯曲，下肢放在枕头上，避免足外翻；⑤健侧上肢摆放以患者舒适为宜；⑥健侧下肢膝关节、髋关节伸直。

（五）功能锻炼

1. **防止肩关节僵硬**　平卧于床上，两手相握，肘部保持伸直，以健侧手牵拉患侧肢体向上伸展，越过头顶，直至双手能触及床面。

2. **防止前臂伸肌挛缩**　仰卧，屈膝，两手互握，环抱双膝，臀部稍用力伸展，使双肘受牵拉而伸直，臂也受牵拉伸展，重复做这样的动作。也可以只屈患侧腿，另一腿平置于床上。

3. **保持前臂旋转**　坐在桌旁，两手掌心相对，手指互握，手臂伸直，身体略向患侧倾斜，以健侧手推动患侧手外旋，直至大拇指能触及桌面。反复锻炼，逐渐过渡到两手手指伸直对合，健侧手指能使患侧大拇指接触桌面。

4. **保持手腕背屈**　双肘支撑于桌面，双手互握，置于前方，健侧手用力按压患侧手，使患侧手腕充分背屈。

5. **防止跟腱缩短和脚趾屈曲**　将一条毛巾卷成一卷，放在患肢脚趾下，站立起来，用健侧手按压患肢膝盖，尽量使足跟触地。站稳后，抬起健侧腿，让患肢承受体重，并反复屈曲膝关节。

（杨玉婷）

────── ·参考文献· ──────

［1］孟晓梅，董耀众. 2型糖尿病合并脑梗塞临床分析［J］. 实用糖尿病
杂志，2006，2（3）：26.

［2］董亚贤，梁凤桃，黎振平，等. 急性脑梗死的基础治疗［J］. 实用
神经疾病杂志，2005，8（6）：6-8.

［3］国家中医药管理局. 中风等13个病种中医护理方案（试行）［M］.
北京：2013：18-19.

第七节 糖尿病足的中医护理

糖尿病足（DF）是糖尿病常见且严重的慢性并发症。目前，我国糖尿病患者高达（4000～6000）万人，DF溃疡发病率约占糖尿病患者的4%～10%，其导致的下肢截肢是糖尿病最严重并发症之一。有研究指出，我国DF占住院糖尿病患者的2.45%[1]。据统计，在我国糖尿病足患病率0.9%～14.5%[2]。而糖尿病足一旦发生，预后极差，而合理的护理方式可以积极预防糖尿病足的发生。

一、常见症状/证候施护

1. 肢端麻木刺痛　观察四肢末端皮肤颜色、温度的变化，有无破溃及足背动脉搏动情况，观察疼痛的发作时间、性质、程度。饮食中适当增加益气活血类食物，如山药等。

2. 感觉阙如、蚁行感　要养成每天洗脚的良好习

惯，每晚用 37～39℃ 温水泡脚后用吸水毛巾轻擦脚，注意擦干脚裂隙残留水迹，尤其是脚趾间。双下肢穴位按摩，取足三里、地机、太溪等穴。冬季取暖避免使用热水袋、电热器等直接接触皮肤，谨防烫伤皮肤而引起感染。

3. 肢体感染　饮食清淡，戒烟限酒，感染严重的患者，建议卧床休息，避免因为压力的增加导致感染的扩大。可以适当在床上进行活动，舒展筋络，促进血液循环。保持病室内温湿度适宜、床单清洁干燥、感染处皮肤的清洁干燥，已破溃的足部应避免泡脚，防止感染进一步扩散。

4. 缺血坏死、截肢　保持病室内空气流通，饮食宜清淡，勿食用牛羊肉、海鲜等发物，适当增加蛋白质的摄入以促进切口愈合。增强功能锻炼，若残肢皮肤压痛发红或撕裂破溃者要及时就诊，冬季残肢注意保暖，保持伤口处敷料清洁干燥，如有切开排脓的情况，应密切观察脓液的颜色、性质和量，必要时可遵医嘱服用抗生素。保持关节的功能位，防止关节挛缩。注意患者心理状态，做好心理护理。

二、中医特色治疗护理

（一）中药泡洗

适合糖尿病足早期、0 级患者。糖尿病足 1 级及以上，出现皮肤溃疡者不宜进行中药泡洗。根据患者不同的症状及临床表现辨证分型，选择足浴方剂。糖尿病足分 3 种类型，即气阴两虚、肌肤失养型，湿热阻络、热盛肉腐型，脾肾阳虚、寒凝血瘀型，临床以气阴两虚、肌肤失养型最为常见。一般气阴两虚、肌肤失养型选择以桂枝、黄芪、生姜为主的桂枝姜参汤；足部发麻、刺痛者，可选桃仁、甘草、川芎等组成桃甘川藤汤[3~6]。

操作方法：加适量水煮沸后，再用温火煮 15～20 分钟后去渣放在深木桶中，待药液温度降到 38℃将双足放入，并用浴巾盖于腿部，以遮盖腿膝及木桶口部为宜。一般药液温度在 38～39℃，浸泡时间为 15～20 分钟，一个疗程 15 天。注意浸泡过程中保持足浴液的恒温。

（二）足部按摩

中药足浴后擦干双足，用厚的干毛巾将右足裹住保暖。在左足上涂抹上介质，用轻（拇指指腹由足跟方向向足趾方向推按）、中（食指第 1 指间关节背侧按上述方向推按）、重（单食指扣拳法顶点按压）的手法检查心脏反射区，若没有任何不适感，先按摩全足（顺序：足底、足内侧、足外侧、足背、小腿部；手法：推、按、搓、揉、扣），目的是促进血液循环，增强各脏腑组织的功能，提高机体的抗病能力，反过来影响患病器官。

打开右足上包裹的毛巾，将其包裹在左足上，在右足上涂抹上介质，按上述方法进行治疗。但必须指出的是，右足没有心、脾反射区，因此在按摩主要反射区时，改为肝和胆囊反射区，手法采用单食指扣拳法进行操作。右足治疗时间也为 30 分钟。

做完足部按摩后，须饮用一杯温开水，以利于代谢物的排出，按摩的时间要选在饭后 1 小时以后。按摩不宜过重，防止损伤骨膜，妇女在妊娠期和经期慎重按摩，严重的心、肝、肾疾病禁用手法治疗[7]。

（三）穴位贴敷

可选取足三里、涌泉等穴位，避开皮肤破损处，首次贴敷时间为 2 小时，之后每日每次贴敷时间为 4 小时。初次贴敷如贴敷部位出现红肿、瘙痒应立即停止贴敷，瘙痒部位皮肤禁止搔抓。

三、健康指导

（一）饮食护理

合理的饮食对糖尿病以及并发症的治疗至关重要，除了饮食要清淡以外，还要忌食油腻、辛辣、肥甘厚腻之品，多食新鲜蔬菜、瓜果等，饮食中适当增加活血化瘀类食物。

（二）情志护理

在治疗期间，患者可能会有焦虑、恐慌等多种情绪，不仅治疗无法顺利进行，对患者本身也是一种身心上的伤害，医护人员应与家属共同合作，多与患者沟通，给予情感支持，及时消除患者的紧张恐惧心理，了解其内心想法，鼓励其树立战胜疾病的信心，积极配合治疗，合理控制饮食，定时监测血糖，并为患者营造一个安全舒适的治疗环境。组织形式多样、寓教于乐的病友活动，开展同伴支持教育，介绍成功病例，鼓励参与社会活动。截肢后的患者常会表现出悲观、失望，甚至生活不能自理，产生巨大的心理压力，对治疗失去信心，同时对亲人依赖性加强，此时家人给予的感情支持和陪伴尤为重要，告知精神因素对疾病预后的重要性，部分患者难以接受失去肢体的沉重打击，应有足够的耐心和毅力，运用大量的事实反复宣教，及时指导今后自理生活的方法，给予其心理和体力上的支持，用温存、体贴的语言安慰、鼓励患者，战胜痛苦，获得康复，忌批评、训斥和表示不耐烦

（三）生活起居

顺应四时，及时增减衣物，告知患者做好足部自查及足部保护。每天自查内容：观察足部 1~2 次，注意足部皮肤颜色、温度的改变，检查趾间、趾甲、足底皮肤有无水肿、鸡眼、红肿、甲沟炎、坏死、溃疡等，评估足部感觉减退、麻木、刺痛的程度；足背动脉搏动有无减弱、皮肤是否干燥等。选择合脚宽松的鞋袜，冬季避免使用热水袋等直接暖足，避免烫伤。保持足部清洁，勤换鞋袜，避免感染，洗脚后及时涂擦润滑剂。

（四）运动指导

养成良好的饮食习惯和运动习惯必不可少。应适当进行有氧运动，研究证明，有氧运动能减轻体重，降低肥胖者的血脂水平，提高对胰岛素的敏感性[8]，促

进足部的血液循环。运动前选好舒适的鞋袜至关重要，袜子选择棉质、透气性好为佳。鞋子也要选择宽松、舒适的运动鞋，避免穿皮鞋或不合脚的鞋子活动。随着年岁的增长及并发症的增加，大多数人可能会出现脚部神经感觉障碍，此时可以把袜子换成较浅一些的颜色，如有足部破溃，可以尽早及时发现。

截肢后的患者也可通过按摩患肢皮肤来达到促进局部血液循环的目的，也可进行功能锻炼，每日 3~4 次，每次 10~20 分钟，如股四头肌等长收缩运动、臀肌收缩运动等，并根据不同的截肢平面，做好各关节功能锻炼，防止关节屈曲挛缩。在伤口完全愈合后，通过锻炼可增加残端皮肤耐磨性，身体康复后可早期装上义肢下地慢步行走。

（金 潼）

参考文献

[1] 费扬帆，王椿，陈大伟，等．住院糖尿病足患者截肢率与截肢危险因素分析［J］．中华医学杂志，2012，92（24）：1686-1689.

[2] 左四琴．糖尿病患者烧伤治疗的护理［J］．解放军护理杂志，2005，22（12）：64-65.

[3] 徐旭英，吕培文糖尿病足辨证分析［J］．北京中医药杂志，2009，28（9）：36-37.

[4] 何婉婉，刘友章．邓铁涛教授治疗糖尿病足验案一例［J］．新中医，2003，35（10）：16

[5] 韦巧玲．史奎钧治疗糖尿病足经验［J］．浙江中医杂志，2005，40（3）：104.

[6] 刘敏．综合中医护理干预在糖尿病足预防中的应用研究［J］．现代

中西医结合杂志, 2012, 21 (26): 2960-2961.

[7] 方晓琴. 足部按摩治疗糖尿病初探 [J]. 中国民康医学, 2010, 22 (16): 2095.

[8] 沈洁, 谷卫. 儿童肥胖症的干预治疗 [J]. 国外医学·内分泌分册, 2004, 24 (6): 404-406.

第八节 糖尿病抑郁症的 中医护理

糖尿病合并有抑郁的患者长期处于应激状态, 可引起血糖应激性升高, 增强患者的胰岛素抵抗水平, 对患者的转归有着消极的影响[1]。

一、常见症状/证候施护

1. 倦怠无力 指导患者起居有时, 避免劳累, 适当进食补中益气类食物, 可予患者艾灸, 取穴足三里、关元、气海, 以调节脏腑气血功能。

2. 失眠、多梦 观察患者睡眠情况, 指导患者减少日间睡眠时间, 尽量集中日间护理操作, 睡前饮用温牛奶或听舒缓的音乐改善睡眠, 予患者进行耳穴贴压技术辅助治疗失眠。

3. 情绪低落 可使用音乐疗法。医学研究表明, 音乐可以使人忘却烦恼, 消除不安情绪, 减轻疲劳感, 美好的音乐还能增强体液中的脑啡肽水平, 能够对人的负面情绪产生积极影响, 使压抑的情绪得以宣泄、疏导和升华, 从而达到治疗的目的。

二、中医特色治疗护理

(一) 艾炷灸[2]

艾炷灸可以温阳疏肝理气,可以改善患者倦怠、乏力、情绪低落等症状。通常选用膻中、期门、三阴交、足三里等穴位。

操作方法:手持艾条并点燃一端后,弹去艾灰,对准施灸的腧穴,距离皮肤 2~3cm,进行熏烤,以患者感到温热而无痛为度,随时弹去艾灰,一般每穴 5~15分钟。

(二) 药茶疗法

日常可饮用具有舒肝解郁泻火的药茶。常见药茶方如下:

1. 玫瑰花佛手茶

原料:玫瑰花蕾 9g,佛手 9g。

做法:先将佛手洗净,加水煮约 30 分钟后,去渣,以佛手汁泡玫瑰花,代茶服。

功效:疏肝解郁,理气宽中。对精神抑郁,焦虑烦躁,胸脘闷不舒者很有帮助。方中玫瑰花味甘,味苦性温,具有行气解郁之功效;佛手味辛、苦,性温,具有理气和中、疏肝解郁、燥湿化痰之功效,既可助玫瑰花疏肝之力,又可行气导滞,调和脾胃。二物合用,共奏疏肝解郁、宽中理气之效。

2. 夏枯草菊花佛手茶

原料:夏枯草、菊花各 15g,佛手 9g。

做法：用夏枯草、菊花、佛手水略煎代茶饮。

功效：对一些起病突然，急躁易怒者，有清泻肝火之效。

三、健康指导

（一）生活起居

抑郁症患者由于长期情绪低落导致脏器功能虚弱，内脏失调，卫外不固，因此需要病房的环境保持整洁、舒适，拥有合适的湿度和温度，尽量避免患者感冒、发热，谨防外邪入侵，并使其培养出良好、规律的睡眠习惯。护士还可根据患者的实际情况，指导患者做一些运动、锻炼身体，活动筋骨，促进其康复。时刻注意患者的动向，抑郁症会让患者产生自杀的想法，护理人员需要和患者家属配合，防范患者出现自杀行为。

（二）心理护理

抑郁症患者通常具有很强的自卑心理，对很多事物都会存在失望心理，对自己和社会缺乏信心，护理人员要主动接触患者，了解他们的基本需求。可以通过温和、亲切的语言及抚摸、握手等非语言的接触，表达对患者的关心和支持，帮助患者树立治愈的信心；对患者的情绪进行观察，并适时为其讲述各种情绪对腑脏的伤害，让其了解到治疗的重要性。与患者沟通时，调动其对生活的积极性，消除多方面的顾虑，正确对待自身疾病。此外，还要帮助患者树立对生活、学习和工作的良好心态，达到心理、社会功能的全面恢复。

（三）饮食指导

抑郁症患者的脾胃功能都比较虚弱，饮食需要选取一些清淡、营养丰富的食物，不能食用过于油腻、辛辣的食物。护理人员需要协助患者养成一个良好的饮食习惯，食物需要温度合适，软硬适中，食量也不能够过大，让患者了解到饮食护理对自身治疗的重要性。黄花菜，古称"萱草"，自古有"萱草忘忧"的说法，抑郁症患者平时可多进食黄花菜为主的菜肴。

（于婉君）

------- ● 参考文献 ● -------

［1］段洁明，解坤，马华，等. 医护患团队护理模式对 2 型糖尿病合并抑郁症患者的影响［J］. 临床合理用药杂志，2014，7（7）：109.

［2］中华中医药学会. 中医护理常规技术操作规程［M］. 北京：中国中医药出版社，2006.

第九节　糖尿病合并高脂血症的中医护理

血脂代谢异常是 2 型糖尿病的重要危险因子，是诱发微血管病变、心脑血管疾病及导致患者出现动脉硬化的主要原因[1]。

一、辨证施护

1. 津伤燥热证　症见烦渴多饮，口干舌燥，尿频量多。护理以清热生津为主要原则。嘱患者饮食宜清淡素食，辅以山药、白菜、苦瓜、丝瓜等寒凉之品，配以瘦肉、禽蛋等，少食米面，忌食辛辣、肥甘。烦渴时可用鲜茅根汤、金银花露口服以清肺润肺。若大便秘结者，可多食新鲜蔬菜，如菠菜、芹菜等。

2. 阴精亏损证　症见口干欲饮，形体消瘦，潮热盗汗。护理以滋补肝肾，益精养血为原则。饮食宜滋润，如进食银耳等。也可用枸杞子、女贞子等泡水代茶饮，以滋补肾阴。

3. 气阴两虚型　症见乏力气短，自汗、动则加重，口干舌燥，多饮多尿，五心烦热，大便秘结，腰膝酸软。护理以益气养阴为原则。建议患者多食用黄芪、西洋参、麦冬、沙参、玉竹、葛根、枸杞子、五味子等益气养阴之品。

4. 阴阳两虚型　症见小便频数，混浊如膏，面色熏黑，腰膝酸软，形寒畏冷。护理以温阳滋肾固摄为主。建议患者食用杜仲、核桃、泥鳅、牛肉、羊肉、韭菜等补肾温阳之品。

5. 瘀血阻滞型　症见面色晦暗，消瘦乏力，胸中闷痛或肢体麻木或刺痛夜间加重。可进一步演化成暴盲（糖尿病性视网膜病变）、胸痹心痛（糖尿病心脏病）等，故治疗以活血通络为主。建议患者食用当归、丹参、赤芍、桃仁、山楂、益母草、三七粉等活血通络之品[2]。

二、健康指导

（一）饮食指导

向患者讲解合理膳食的重要性：三餐必须定时定量，避免暴饮暴食，主食以谷类为主，精细搭配，多食纤维素含量丰富的水果、蔬菜及低脂牛奶制品[3]；蔬菜以叶菜为主，绿叶的白菜、油菜、菠菜，深色的紫甘蓝、茄子、胡萝卜等都是很好的选择，少吃根茎类蔬菜，如土豆、山药、芋头、藕等，蔬菜中的粗纤维在肠道里可以阻止胆固醇的吸收，有利于降低血液黏稠度；水果每天不超过200g，以低糖或中糖水果为宜；肉类选择鱼、虾、禽、瘦肉，多吃水产品，尤其是深海鱼，争取每周食用2次或以上，不吃鱼头、虾头和蟹黄；高血脂患者吃鱼虾，每天可以吃150g左右；如吃去皮的鸡肉和鸭肉，则可以吃100g；如果吃猪肉、牛肉、羊肉，每天只能吃到50g[4]。

注意烹调方式：烹调食品时，绝对避免油炸、油煎，较适宜的方法是凉拌、清炒、煮、炖、蒸等少油的烹调方式；烹调油尽量用植物油如豆油、菜油或玉米油，但是用量必须控制且油温不可过高，因大量摄入同样会使膳食总热量过剩而加重血脂异常[5]。

（二）运动指导

每天坚持运动15~30分钟。可以选择简单易行的散步、骑车等，甚至是扫地、洗衣服等家务劳动。但要运动适度，循序渐进，持之以恒[6]。

（三）用药指导

说服患者在医师指导下调节血脂药物，并向患者详细说明各种药物的作用和副作用。服药期间需要定期进行降脂效果和药物不良反应的监测，非药物治疗后 3~6 个月复查血脂，以后 6 个月至 1 年复查 1 次；药物治疗 4 周以后复查血脂、肝功能，以后 3 个月复查 1 次，达标以后可半年复查 1 次。服药期间转氨酶升高大于 3 倍时应停药，小于 3 倍可遵医嘱继续或减量[7]。

（四）心理指导

中医认为，情志过激会扰乱五脏气机，阻碍气血运化，进而加重代谢紊乱。通过对患者进行心理疏导，有效释放坏情绪，保持好心情，可减少和预防心理应激。如欣赏舒畅的音乐，出门旅游等；增强承受心理压力的抵抗力，培养应对心理压力的能力；主动交流或倾诉[8]。

（宋　迪）

● 参考文献 ●

[1] 宋家瑛. 2 型糖尿病患者血脂变化与中医辨证分型的关系 [J]. 天津中医，2001，18（4）：27-27.

[2] 田德禄. 中医内科学 [M]. 第 6 版. 北京：人民卫生出版社，2002：322-329.

[3] 邓蕉兰，叶国华，刘南琼. 三位一体联合健康教育对青少年高脂血症疗效的调查及分析 [J]. 护理与康复，2008，7（9）：655-656.

[4] 于康. 高血脂患者，怎么吃？ [J] 癌症康复，2014（3）：56-60.

［5］俞建华. 反式脂肪酸与心血管疾病［J］. 中华心血管病杂志，2007，
　　35（6）：586-588.

［6］李玉荣. 青中年高脂血症患者的自我调理［J］. 中国医学创新，
　　2009，6（16）：139.

［7］张瑛. 高血脂患者用药指导及健康教育［J］. 医学前沿，2014
　　（14）：111-112.

［8］钱新红. 中西医结合治疗高脂血症研究进展［J］. 中医药学刊，
　　2006，24（2）：330-332.

第十节　糖尿病合并高血压的中医护理

　　糖尿病（DM）人群中高血压患病率明显高于非DM人群，其患病率的增高已成为全球性的问题，严重影响人们的健康，病死率为非高血压糖尿病患者的1.5～5倍[1]。

一、常见症状/证候施护

　　1. 头痛　应注意休息，保证睡眠，避免用脑过度。要劳逸结合，生活要有规律。病室须安静，光线宜柔和、稍暗，不宜过强。保持室内空气新鲜，定时通风换气。但冬季须注意患者保暖，切忌汗出当风[2]。

　　2. 头晕　保证充足的睡眠。定时监测血压，头晕时应绝对卧床休息，立即报告医师，指导患者保持大便通畅，勿屏气或用力排便，可顺时针按摩腹部，以增加肠蠕动，促进排便。给予穴位按摩以减轻头晕症状，取

三阴交、足三里、风池、太阳等穴，予耳穴埋豆辅助降血压，取心、脑干、神门、交感、降压沟等[3]，按时按量服用降压药物。

3. 失眠　睡前不看刺激性的电视和书籍，不谈刺激性的话题；床垫软硬适度，床单平整清洁，枕头高度适宜；晚餐不宜过饱，睡前忌饮浓茶、咖啡；每天适当参加体力活动，以不感疲惫为宜；睡前泡脚、喝热牛奶、听舒缓的音乐等，以促进睡眠。

4. 肢体麻木　观察四肢末端皮肤颜色、温度的变化，足背动脉搏动情况；进食活血化瘀食物，如黄鳝、木耳等；穴位贴敷涌泉穴。

二、中医特色治疗护理

（一）耳穴贴压

根据不同证型选用不同耳穴配穴。

1. 肝阳上亢证

取穴：主穴为肝；配穴为胰、胆、神门、高血压点、枕、降压沟。若肝火偏亢，选取肝、肾、角窝上、肝阳，耳背的心、肝、肾。血压较高或经治疗效果不明显者，可加耳尖、肝阳，轮流点刺放血。

2. 阴虚阳亢证

取穴：肾、交感、皮质下，耳背的心、肝、肾。失眠加神门，多梦加胆，严重头晕加耳尖。

3. 肝肾阴虚证

取穴：主穴为降压点、神门、交感、降压沟；配穴为耳背的心、肝、肾。

4. 阴阳两虚证

取穴：心、肾，耳背的心、肝、肾。若痰湿较重，选取脾、三焦。

5. 风痰上扰证

取穴：肝、脾、神门、降压沟、三焦，耳背的心、肝、肾。若失眠加神门，多梦加胆，心悸加心脏点。

注意事项：指导患者每天按压穴位3～5次，每次每个穴位垂直按压30秒，3～7天1个疗程，两耳交替使用。

（二）穴位按摩[4]

角孙穴：手太阳及手、足少阳之会，位于头部，折耳廓向前，耳尖直上入发际处。操作时，两手微弯似爪形，用四指指腹紧贴头皮沿鬓角向后侧划去，以有酸胀感为宜，每侧1分钟，每日2次。此法可有效改善大脑血液循环，缓解血压过高造成的脑血管缺氧和麻痹性痉挛，对缓解头晕、头痛具有很好疗效。

（三）穴位贴敷

①将胶布剪成2cm×2cm小方块，将吴茱萸散（吴茱萸1份，清醋1份）贴在胶布中央备用；②用75%酒精棉球消毒穴位，将贴有散剂的胶布贴压涌泉穴。按压过程中力度适中，待穴位有麻胀感为有效，按压1次/天，每周换敷贴3次，15次为1个疗程[5]。

三、健康指导

（一）生活起居

生活起居：慎起居，避风寒，防外感，改变体位时动作宜缓慢，冬季外出注意保暖，避免人体受到冷刺激，身体局部毛细血管收缩，阻力增加，从而导致血压升高。因此，高血压患者洗脸、刷牙时应用温水。

（二）运动指导

患者在生活中多进行有氧锻炼，每次时间控制在半个小时，但是对于血糖超过 13.3mmol/L、存在尿酮阳性或血压高于 180mmHg 的患者，要谨遵医嘱锻炼或暂停锻炼[6]。步行以每分钟 60 步，运动 20~60 分钟为宜。步行时应注意姿势，尽量保持均匀呼吸，运动时间要适中，不宜过长或过短，对于年龄偏大、体质较弱的老年人，可以在一天中分次完成；慢跑适用于中青年患者，要选择平坦的路面，舒适的运动鞋，精神和身体放松，两手紧握拳，均匀呼吸，每日跑 25 分钟以上，每周 3~5 次。如患者近期出现血压波动较大、心绞痛明显、阵发头晕等现象，各方面情况不太稳定，应停止运动锻炼，保持情绪稳定后再开始运动疗法[7]。

（三）饮食指导

指导进食低糖、低盐食物，每日摄入盐分控制在 2g，禁食腌制品、煎炸食物，建议多食用蔬菜、纤维丰富的食物，坚持少吃多餐。此外，要戒烟、戒酒，预防血糖升高。

（四）心理护理

保持良好的心态，克服悲观失望的不良情绪，对高血压患者给予体贴和关心，避免精神紧张和过度劳累，以免诱发疾病，消除对疾病的恐惧、悲观情绪，鼓励患者树立战胜疾病的信心，遇事要冷静，要学会正确释放心理压力，从而保持心情愉悦、平和，使情绪稳定而起到血压平稳或降低血压的作用。

（彭 慧）

· 参考文献 ·

［1］钱荣立. 糖尿病临床指南［M］. 北京：北京医科大学出版社，2000：186-189.

［2］赵丽伟，魏丹丹. 180例头痛患者的辨证施护［J］. 中外健康文摘，2011，8（44）：396-397.

［3］宫欣茹. 耳穴埋豆法治疗肾性高血压疗效观察及护理［J］. 齐齐哈尔医学院学报，2015，36（27）：4191-4192.

［4］王耀献. 常见慢性病中医防治手册［M］. 北京：人民卫生出版社，2014：17.

［5］王耀献. 常见慢性病中医防治手册［M］. 北京：人民卫生出版社，2014：15.

［6］高忠兰，黄金姣，吴卓媚，等. 个性化护理干预对老年原发性高血压患者清晨血压的影响［J］. 蛇志，2013，25（1）：26.

［7］王耀献. 常见慢性病中医防治手册［M］. 北京：人民卫生出版社，2014：20.

第十一节 糖尿病合并淋证（泌尿系感染）的中医护理

泌尿系感染是糖尿病患者常见并发症之一，女性与老年人尤为多见。而在糖尿病患者中，由于高血糖、免疫力低下、逆行感染、糖尿病神经源性膀胱和尿潴留等诱发因素，使泌尿系统感染的发生率远高于非糖尿病人群。

一、常见症状/证候护理

1. 尿频、尿急、尿痛　嘱患者多饮水、多排尿，注意外阴清洁；卧床休息，必要时护理人员可协助患者完成各种日常生活活动；另外，指导患者从事一些自己感兴趣的事情，如听音乐、看报纸、与室友聊天等，分散患者的注意力[1]。

2. 小腹不适及腰部疼痛　患者多伴有下腹部膀胱区及双侧腰部区域疼痛。可用热水袋热敷膀胱区和腰部，或按摩疼痛部位以减轻疼痛刺激[2]。

3. 高热　在体温上升期，及时加盖被子以保暖；退热期及时更换被汗液浸湿的衣物被褥，使患者感到舒适。必要时对高热患者行温水擦浴、冰块冷敷大动脉处等物理降温措施[2]。

二、中医特色治疗护理

（一）电蜡疗

可通过电蜡疗缓解小腹坠胀及双肾腰背疼痛。

操作方法：治疗前将蜡疗袋加热使之完全熔化，达80℃以上，备用；评估患者皮肤情况，对热痛的敏感度；让患者取舒适体位，暴露治疗部位，蜡疗袋外表用毛巾包裹后放置疼痛部位，如放置位置在腰背部、腹部等，指导患者勿深压蜡疗袋，以防蜡液渗出，烫伤皮肤。放置 20 ~ 30 分钟即可，每日 1 次。

注意事项：治疗后皮肤微红属于正常现象。治疗部位皮肤出现小水疱时，无需处理，可自行吸收。如水疱较大时，需立即报告医师，遵医嘱配合处理。

禁忌证：活动性结核、出血倾向、感染性皮肤病、恶性肿瘤、高热、化脓、严重水肿部位、皮肤感觉障碍者，不宜使用。

（二）穴位按摩

操作方法：嘱患者先排空膀胱，而后安排合理体位，必要时协助松开衣着，注意保暖；穴位多选取肾俞、小肠俞、大肠俞等；根据患者的症状、发病部位、年龄及耐受性，选用适宜的手法和刺激强度按摩，操作过程中观察患者对手法的反应，若有不适，应及时调整手法或停止操作，以防发生意外；操作后协助患者穿好衣着，安排舒适卧位。

（三）艾灸[3]

穴位选择：尿频、尿急，可选太冲、照海、次髎穴；小腹部不适，可选三阴交、神阙；腰部坠胀，可选三焦俞、次髎、足三里；尿频反复发作，选气海、足三里[3]。

施灸过程中询问患者有无灼痛感，调整距离，及时将艾灰弹入弯盘，防止灼伤皮肤；每穴 8 ~ 10 分钟，每日 2 次。月经期及孕妇不宜施灸。

三、健康指导

（一）生活起居

急性期患者应卧床休息，遵医嘱使用抗生素，待体温、血糖正常，症状消失后可适当活动。应鼓励患者多饮水，勤排尿。

反复发作期的患者保持每日尿量在 1500ml 以上，最好养成定时排尿的习惯，每隔 2~3 小时/次，有尿及时排空，勿憋尿，减少尿潴留，降低感染机会。

平时注意个人卫生，保持外阴部清洁，每日应用清水或淡盐水清洗 1 次。勤换内裤，内裤宜选择柔软、宽松、吸水性好、透气的棉质布料，且内衣裤避免与其他衣物混洗；建议每日淋浴洗澡，避免盆浴；每次解小便后用吸水纸由前向后擦净残余尿液，保持会阴部清洁干爽；大便后在条件允许的情况下及时清洗肛门。观察尿量及颜色变化[4]。

（二）运动指导

病情好转后，应加强体育锻炼，避免受凉，以防止复发。指导患者进行盆底肌群的训练，具体方法为：双膝分开，身体稍向前倾坐，想象正要站立的姿势，自然收缩盆底肌肉（提肛运动），持续 10 秒，还原坐直后放松腰部。重复收缩 5 次，每次休息 10 秒，每天 200次，分早、中、晚 3 个时段完成[5]。坚持每晚睡前做床上抬腿运动和肛门会阴收缩运动，这样可促进松弛的膀胱张力增加，以抵御细菌的入侵[6]。

（三）饮食指导

三餐定时定量，宜清淡，避免辛辣肥腻食物。鼓励患者多吃维生素 C 丰富的绿色蔬菜，以碱化尿液，降低细菌的繁殖，保证摄入足够量的碳水化合物、维生素和纤维素，严格限制各种甜食，同时戒烟限酒[3]。

（四）心理护理

由于该病反复发作，老年人随着身体各器官功能的衰退，情绪也极易波动，尤其是老年女性患者，加上多年的糖尿病治疗、血糖的不易控制性及各种并发症的接踵出现，常表现为忧虑、悲观、烦躁、失望、易怒等情绪。护士应根据不同的患者采用移情易性护理法，加强与之沟通。真正关心、同情患者，同时鼓励患者家属参与疾病的控制，共同支持患者，使患者消除厌倦情绪，主动参与及配合治疗。

（马　彤）

· 参考文献 ·

[1] 李培秀，耿爱花，吴倩. 糖尿病合并泌尿系感染 74 例护理体会 [J]. 齐鲁护理杂志，2006，12（21）：2140-2141.

[2] 肖飞，段旭红，刘倩. 老年糖尿病患者合并泌尿系感染的护理 [J]. 中国误诊学杂志，2008，8（8）：1884.

[3] 苑娟. 艾灸治疗绝经期糖尿病合并泌尿系感染患者的护理 [J]. 天津护理，2014，22（5）：448.

[4] 周克华. 糖尿病合并泌尿系感染 112 例相关因素分析与护理 [J]. 齐鲁护理杂志，2007，13（21）：5-6.

[5] 赵娅倩，胡浩，许克新，等. 新的盆底肌锻炼方式治疗女性压力性

尿失禁的临床疗效分析［J］. 中华泌尿外科杂志, 2013, 34（3）: 201-203.

［6］吴媛, 曾玉萍, 陶雪斌. 老年女性糖尿病患者并发尿路感染的护理体会［J］. 广西中医学院学报, 2010, 13（4）: 82-83.

第十二节　糖尿病合并牙周炎的中西医护理

牙周炎作为糖尿病的"第六大并发症",越来越受到医务人员及糖尿病患者的重视。牙周炎是由牙菌斑中的微生物所引起的牙周支持组织的慢性感染性疾病。全身性易感因素（如遗传因素、基因缺陷、吞噬细胞数目减少及功能缺陷）、全身性疾患（如糖尿病、艾滋病等）,以及吸烟、营养、精神因素、内分泌失调等,都可导致牙周支持组织的炎症和破坏,主要表现为牙周袋形成、进行性附着丧失和牙槽骨吸收,牙齿松动,出现咀嚼无力或疼痛,甚至发生急性牙周脓肿等。我国成年人中牙周炎的患病率达到80%以上,其中10%～15%的成年人患重度牙周炎并严重影响生活质量[1]。

牙周炎患者患糖尿病的概率是正常人的7倍,牙周病和糖尿病有双向关系。科学证明,糖尿病是牙周病的危险因素之一,牙周病对糖尿病也会产生影响。因而,控制糖尿病必须考虑控制牙周感染,有效控制糖尿病患者的牙周感染将减少血清糖化终末产物。反之,糖尿病的控制也是牙周炎得到改善的重要前提。

一、西医护理

(一) 口腔护理

牙周治疗的关键是保持口腔清洁。既然牙齿和牙龈之间的龈沟是细菌的潴留之地，那也就是刷牙的重要位置。要选择软毛牙刷，用轻柔的压力，使毛刷在原位做前后方向短距离颤动 10 次，并且将刷毛一部分伸入龈沟，一部分铺于龈缘上，并尽可能扫一扫邻牙的间隙内。在刷上下前牙的时候，则需要上下来回地颤动。早晚各刷 1 次即可。除了把牙刷好，还要学会使用牙线，因为牙线可以切入牙缝间，彻底清洁龈沟区，把食物残渣带出来。

(二) 饮食护理

1. 忌吃甜腻食物尤其是含糖、脂肪高的食物，如蔗糖、猪油、糖年糕、猪油芝麻汤团等，对牙龈有刺激，又不易消化。

2. 忌烟熏食物，如烟熏鳗鱼、烤羊肉等。

3. 忌吃辛辣、刺激性食物（如葱、蒜、韭菜）及油炸食物。这类食物能助湿生热，不易消化，需要反复咀嚼，使牙龈肿痛日久不愈，细菌反复感染、流脓、出血，所以皆应忌食。

4. 忌吃坚硬、粗纤维食物。这类食物质地坚硬，或含纤维粗而多，易使牙龈黏膜破损溃烂，故应忌食。

二、中医护理

（一）外治法

中药治疗以清胃泻火，消肿止痛为原则。方选清胃散加减（黄连9g，生地黄9g，丹皮9g，升麻6g，生石膏（先煎）24g，蒲公英15g，桔梗12g，墨旱莲9g，牛蒡子9g）。若便秘甚者，加大黄、芒硝，以泄热通便。可用淡盐水，或墨旱莲60~120g，或黄芩适量煎水含漱。局部用清热凉血、消肿止痛的冰硼散撒于患处，或用固齿白玉膏外贴以凉血止血、化腐生肌排脓，也可用牢牙散等药物。

（二）康复锻炼

1. 按压合谷穴　合谷具有止痛、退热、消炎等作用，用拇指叩，食、中指强力捏按。

2. 用力咬合或相互撞击上下牙齿，连续数十次；用两手掌在两侧面颊和口唇上，按摩齿龈，直至局部有发热感为止。上述练习每日3次，每次5~10分钟。练习时应注意用力不要过猛，特别是有龋齿和牙齿松动明显者，练习时注意用力要平稳。

（三）健康教育

告知患者戒除烟、酒等不良嗜好，保持皮肤黏膜卫生等；保持良好的心情是稳定控制血糖的关键。坚持药物治疗，学会应用各种药物，告知患者注射胰岛素后要及时进餐，注意有无低血糖反应，外出时随身携带点甜食，如饼干、糖块等。坚持饮食治疗，做到定食定量，饭后要认真漱口，漱口可以除去食物碎屑、部分软垢，保持口腔清洁，定期找牙周病医师进行牙周洁治，消除牙菌斑和牙石。选用小头牙刷和有消炎、止血作用的药物牙膏认真刷牙，保持口腔清洁。

总之，牙周疾病是造成牙齿缺失的重要原因之一，而糖尿病患者由于糖代谢紊乱等原因，牙周疾病的发病率远远高于普通人群，且糖尿病患者一旦发生牙周疾病，病情进展迅速[2]。因此，对糖尿病合并牙周炎的患者不仅在西医常规治疗的基础上给予积极有效的综合护理干预措施，而且中医护理对糖尿病合并牙周炎的治疗具有很好的辅助效果，值得在临床上大力推广使用。

（石春燕）

· 参考文献 ·

[1] 和璐. 牙周炎和代谢综合征 [J]. 北京大学学报：医学版，2011，43（1）：13-17.

[2] 高荣赛. 132 例老年人糖尿病与牙周病相互关系的临床观察 [J]. 中华老年口腔医学杂志，2009，7（5）：268-282.

第十三节　糖尿病患者便秘的中医护理

便秘是 2 型糖尿病（T2DM）患者的常见并发症之一，与糖尿病患者长期高血糖状态引发的肠道自主神经功能紊乱密切相关。便秘不仅影响糖尿病患者的生活质量，同时由于胃肠运动障碍或胃排空延迟也在一定程度上影响胃肠道对降糖药物的吸收，也是血糖控制困难的危险因素[1]。在慢性病变中，自主神经病变时可出现神经性便秘，流行病学调查显示糖尿病并发广泛神经病变的患者便秘发生率高达90%[2]，但临床上常被医护人员忽视。便秘不仅可引起患者腹痛、腹胀、食欲不振，长时间导致烦躁焦虑、痔疮、肛裂，还会增加肛周感染的机会，从而增加患者的痛苦及经济负担，也是导致糖尿病患者血糖不稳定不可忽视的原因。而且糖尿病易发生心脑血管病和眼部多种严重的并发症，如合并便秘，可因用力排便引发血压波动、脑出血、心力衰竭、肠破裂穿孔、失明、猝死等严重后果。

一、中医特色治疗护理

（一）大黄敷脐（穴位贴敷）

西医认为，脐部表皮角质层薄，皮肤、筋膜和腹膜直接相连，皮下无脂肪，血管、淋巴管、神经血管分布丰富，屏障功能薄弱。药物敷脐有利于药物穿透、弥散及吸收[3]。大黄味苦性寒，具有攻下泻火、逐瘀通络、清热解毒、攻积导滞等功效。使用大黄和薄荷油敷脐，既有药物的刺激作用，又有药物本身之功效，通过神阙穴借奇经和十二经脉及其十二经别之循行，布输于五脏六腑，调畅气机，以利大肠传导[4]。同时，薄荷油具有芳香走窜的作用，可扩张血管，促进血液循环，促进药物渗透至肠腔，刺激肠壁收缩[5]。

操作步骤：患者取仰卧位，以温水或75%乙醇溶液清洁脐部，用3～6g大黄粉与0.5～1ml薄荷油调制成糊状，置于脐上，使用敷料贴覆盖固定。2～4小时取下，连续7天为1个疗程。

注意事项：准确掌握大黄和薄荷油调糊剂的温度，以患者自觉舒适为宜；敷脐前以75%乙醇溶液消毒脐部，使药物最大效应地发挥作用；敷脐后应注意固定牢固，药物现用现配，确保疗效；使用过程中应注意观察患者脐部有无皮疹、红斑等反应，一旦出现过敏反应，立即停用[6]。

（二）耳穴贴压

耳穴压豆治疗2型糖尿病伴有便秘具有显著效果，并且远期疗效好。其治疗关键在于找准相应的反射区——大肠、肺、脾胃及肾。肺与大肠相表里，肺主肃降，"肺气下达，故能传导"[7]；脾主运化水谷，脾气主升，以升为健，胃主通降，以降为和，取脾胃两穴有升清降浊、健脾益气、和脾胃、理气降逆之功效；肾主水，开窍于前后二阴，肾有气化功能，取肾穴有"增水行舟"之意；另外，耳之大肠可增加肠蠕动、疏脏腑、顺气导滞。以上诸穴合用，每日间断按压，起到持续刺激之功效。

操作方法：贴后患者每天自行按压数次，最少每穴每次按压30下，每天3次，每次1～2分钟。每次贴一侧耳朵，隔日更换另一侧耳朵，两耳轮流，10天为1

个疗程。

二、健康指导

糖尿病合并便秘的患者，可按糖尿病的饮食原则控制总能量，同时增加膳食纤维的摄取，可选用粗粮、带皮水果、新鲜蔬菜等。对于膳食纤维的补充并不是多多益善，应控制在 30g 以内，因为过多的膳食纤维随餐摄入，会影响食物中矿物质和微量元素的吸收，如果是老年人的话，食物过于粗糙，也会加重消化道的负担。适量添加脂肪含量高的食物，如花生、芝麻、核桃等干果类及食用油，有润燥通便的功效，但膳食脂肪供能应控制在 30% 以内。多食含 B 族维生素，尤其是含维生素 B_1 丰富的食物，如粗粮、豆制品等。适当选择洋葱、蒜苗、萝卜等易产气食物，促进肠蠕动。避免酒、浓茶、咖啡、辣椒、咖喱等刺激性食物的摄入[8]。

改善便秘，还可以补充一些肠道益生菌，如酸奶、乳酸菌饮品等，但糖尿病患者注意选择无糖的产品。

多次适量饮水，每天至少 1200ml 以上，以白开水为主。养成每天清晨空腹饮水的习惯，不仅增加肠道中粪便的水分，使大便软润，有利于排出，还能补充夜间水分的丢失，改善血液高凝状态。天气炎热情况下，可尝试空腹饮凉开水、凉牛奶等刺激胃肠蠕动，但平素脾胃虚弱、易腹泻的患者不宜饮凉开水或凉牛奶。

（班　颖）

· 参考文献 ·

[1] 侯淑敏. 糖尿病患者便秘原因分析及护理管理研究进展 [J]. 护理管理杂志, 2015, 5 (5): 335-337.

[2] 谢桂华, 孙风欣, 田微. 糖尿病性便秘患者的饮食护理 [J]. 中华临床医学研究杂志, 2007, 13 (7): 917-918.

[3] 徐春元. 中药穴位贴敷治疗糖尿病便秘 40 例临床观察 [J]. 中医药导报, 2013, 19 (7): 71-72.

[4] 陈青青, 郭玲娟, 廖赞, 等. 大黄附子汤神阙穴位贴敷防治老年急性心肌梗死患者便秘的观察 [J]. 浙江中医药大学学报, 2012, 36 (5): 592-593.

[5] 刘方, 曹婧琦, 袁媛, 等. 薄荷脑与大黄敷脐治疗老年习惯性便秘效果观察 [J]. 中国误诊学杂志, 2010, 10 (26): 6345.

[6] 姜锡, 万燕萍. 大黄敷脐治疗糖尿病患者便秘临床观察 [J]. 中西医结合护理, 2015, 1 (2): 105-106.

[7] 黄丽春. 耳穴诊断治疗学 [M]. 北京: 科学技术文献出版社, 1991: 135-136.

[8] 曹翔. 饮食助力糖尿病患者缓解便秘 [J]. 糖尿病天地, 2013 (6): 52-53.

第十四节　糖尿病患者失眠的中医护理

相关研究表明, 糖尿病患者焦虑、抑郁等不良情绪的发生率明显高于普通人, 这些情绪可加重代谢紊乱程度, 引起睡眠障碍[1]。糖尿病患者最为常见的睡眠障碍当属失眠, 除了会对患者血糖控制造成影响, 还会造成患者心烦易怒及记忆力减退等, 甚至会引发其他并发症，严重影响本病预后及患者生存质量，必须引起高度重视。

导致糖尿病患者失眠的主要原因有：糖尿病并发症引发的身体不适感，可在一定程度上对患者的睡眠产生影响；某些治疗糖尿病并发症或合并症的药物，会伴有睡眠障碍的不良反应；糖尿病作为长期的慢性病，患者心理压力极大；加上身体状况较差，可在极大程度上加大患者的心理压力，引起失眠。

总之，糖尿病可引起失眠，失眠又可在一定程度上加重患者病情，使患者机体处于恶性循环中。目前，西医尚无治疗失眠的特异性方式，采用中医护理可在极大程度上改善患者的睡眠情况[2,3]。

一、中医特色治疗护理

（一）耳穴贴压

使用王不留行对患者两耳的皮质下、心、神门、肝等穴位进行轮流按压。最少每穴每次按压 30 下，每天 3 次，每次 1~2 分钟。每次贴一侧耳朵，隔日更换另一侧耳朵，两耳轮流，10 天为 1 个疗程。刺激耳穴的目的在于运行气血、调理脏腑阴阳，通过对上述耳穴的按压达到交通心肾、宁心安神、清郁热、养心阴的效果[4]。而且通过刺激产生信息传入机体起到疏通经络、调节脏腑功能、镇静安眠等功效。

（二）中药足浴及足底穴位按摩

中药足浴通常可选艾叶、桂枝、牛膝等具有温通经络功效的中药。将中药煎好后混合适量温水为患者足浴，药液的温度应控制在 37～40℃，足浴的时间应控制在 20～30 分钟。患者在进行足浴的过程中，护理人员可为其按摩足底的涌泉及全足底。

通过对患者进行中药足浴护理，可有效改善患者的局部血运，从而使患者体内的阳气得到振奋，最终达到改善患者失眠症的目的[5]。按压足底涌泉及全足底可使足底血管扩张，局部温度升高，促进全身血液循环，振奋阳气，沟通表里，达到阴阳平衡的目的，可有效防治失眠症[6]。

二、健康指导

许多患者得知患有糖尿病后，紧张、焦急、恐惧、忧虑，各种心情混杂，日久情志不遂，必致肝气郁结，气郁化火，内扰神明，心神不安，故而不眠。

情志护理是通过护士对患者真诚的理解，耐心的开导，实事求是地讲解治疗的难易和规律，积极鼓励患者，消除不良情绪，促使患者的情绪向有利于健康的方向转化。

1. 通过与患者交谈了解其心理状态，查阅病历材料、检验报告等，采集病例资料，包括患者一般情况、生活状况、自理程度、心理、社会、家庭等方面的差异及护理查体情况。

2. 对收集到的资料进行汇总分析，对患者的情志变化进行辨证分类，制订适合患者个体的护理方案。

3. 护理原则：诚挚体贴，因人施护，避免刺激。护理方法：对不同的患者采取不同的方法，以不同的形式进行护理，比如说理开导、释疑解惑、移情疗法、以情胜情、顺情从欲等[7]。

情志护理能够解除 2 型糖尿病失眠的部分诱因，使患者在正确认识疾病的基础上，解除不必要的思想负担，保持情绪稳定及良好的情志状态，提高疗效。

（杨荔芳）

参考文献

[1] 苏宁，张吉敏，倪青. 不同中医护理措施对 2 型糖尿病患者失眠的干预效果比较 [J]. 北京中医药，2009，28（6）：443-444.

[2] 张春燕. 中医护理干预在 2 型糖尿病中的应用 [J]. 中国中医药资讯，2011，3（1）：72.

[3] 孔德玲，白利萍，李小英，等. 老年糖尿病失眠患者 486 例护理干预 [J]. 陕西医学杂志，2009，38（11）：1564.

[4] 陈依静，郑建芬. 耳穴压豆治疗 2 型糖尿病失眠患者 54 例 [J]. 山东中医杂志，2013，32（4）：261-262.

[5] 李秀峰. 中医情志护理对 2 型糖尿病抑郁状态的干预效果 [J]. 社区医学杂志，2012，10（6）：59-60.

[6] 肖劲，欧羡虹. 足底按摩加拔火罐治疗失眠 56 例疗效观察 [J]. 新中医，2002，34（8）：45.

[7] 刘永兰. 中医护理学基础 [M]. 北京：学苑出版社，2002：25.

第十五节　糖尿病并发高血糖高渗状态和酮症酸中毒的护理

高血糖高渗状态（HHS）和糖尿病酮症酸中毒

（DKA）是糖尿病最严重的急性并发症，由于病程进展迅速，故常导致多器官功能衰竭，危及患者生命安全[1]。患者以乏力、口渴等为主要临床表现，病情渐趋进展，有呼吸困难、意识模糊、食欲下降、恶心呕吐等表现，若抢救不及时，极易引发休克，甚至死亡，故积极救治是临床重点，急救护理为其中关键环节[2]，对提高抢救成功率极为重要。

一、西医护理

1. 严密观察病情及心电监护　每小时监测及记录体温、脉搏、呼吸、血压、血糖、SpO_2、心电图。观察患者意识、瞳孔大小及对光反射、面色、皮肤温度及弹性等；动态监测尿糖、尿酮体、血气分析、电解质，及时调整胰岛素剂量，防止低血钾发生；患者呼吸深快、脉搏细弱，出现意识模糊或昏迷，警惕糖尿病肾病的发生，及时报告医师；患者出现气促、心悸、出汗、饥饿感，警惕低血糖的发生，抽血查血糖并给予50%葡萄糖溶液静脉注射或进食甜品。

2. 记录24小时出入量　糖尿病并发HHS和DKA的患者大量酮体从肺、肾排出，带走大量水分，使血糖浓度增高，又因恶心、呕吐丢失体液，使入量减少、排量增多，脱水现象严重。因此要记录24小时出入量，了解患者肾功能情况，判断补液量、进水量是否足够。

3. 胰岛素治疗的护理　抢救患者时胰岛素的治疗至关重要。严格按医嘱快速准确配制及使用胰岛素；用药后注意患者反应，防止低血糖发生；监测血糖，根据血糖变化遵医嘱调整胰岛素用量；胰岛素经微泵静脉输入，控制输入速度；避免在输注胰岛素的同侧肢体采血，以免影响结果；皮下注射胰岛素时注意部位的轮换。

4. 基础护理　口腔护理 2 次/天，患者清醒后用等渗盐水漱口 3~4 次/天，每 2 小时翻身 1 次，注意保持床单平整、干燥，骨突部位垫软垫，使用气垫床，转移和放置患者时避免拖、推、拉，预防压疮发生。

5. 饮食管理　急性期禁食，尿酮体检查 3 次阴性后，按糖尿病饮食要求给予定时、定量食物，餐前皮下注射胰岛素；向患者及家属宣传糖尿病与饮食的相关性，使其密切配合。

二、中医护理

1. 辨证施护　①气阴两虚证：以补气养阴、生津润燥为法，适当选择黄芪、葛根、太子参、生地黄、天门冬、麦门冬等搭配食用，并指导患者常按摩头面部、足三里、曲池等穴；②燥热内盛证：以益气养阴、活血安神为法，选择五味子、丹参、柏子仁、酸枣仁、远志等搭配食用，并指导患者家属为其按摩涌泉、太冲、足三里等穴。

2. 饮食护理　饮食失调是糖尿病发病的重要因素，故调节饮食是基础治疗。严格按医嘱、病情给予合理饮食，做到定时定量进餐。忌食辛辣、肥甘之品，禁食各种含糖饮料、水果及食品,如糖、蜂蜜、藕粉、果汁等;进食少量肉、鱼、蛋、豆奶及奶制品;减少进食高脂肪、胆固醇类食品;吃适量新鲜蔬菜、瓜果类及五谷类食物,戒烟酒、浓茶及咖啡。服药后饮食宜清淡,忌食生冷、油腻[3]。

3. 情志护理 《素问·举痛论》云:"怒则气上,喜则气缓,悲则气消,恐则气下,惊则气乱,思则气结。"说明情志失调,损伤脏腑,会引起一系列病变。情志失调、五志化火与消渴的发生、发展有密切关系[4]。因此,做好情志疏导很重要。要与患者建立良好的护患关系,进行一对一的护理干预。向患者具体讲解并发症发生的原因、预防措施、遵医治疗的重要性,并让患者及家属能够复述。教导患者要保持一种平和心态,避免过度的精神刺激,脏腑阴阳气血和顺,自然不会得病。

随着民众生活水平的提高和目前世界性的人口老龄化趋势,糖尿病罹患率正逐年增多,已经成为严重威胁人类健康的主要疾病之一[5]。其并发 HHS 和 DKA 病情危重,死亡率高,急救关键是纠正脱水及酮症酸中毒;护理重点是加强输液管理,严密观察病情,正确记录 24 小时出入量,重视胰岛素治疗的护理,加强基础护理及饮食管理,以提高治疗成功率。

(杨荔芳)

参 考 文 献

[1] 任晓阳, 沈东海, 张国平, 等. 糖尿病酮症酸中毒患者的护理 [J].

实用医药杂志，2013，30（6）：549.

［2］杨斌. 中西医结合急救处理 102 例糖尿病酮症酸中毒患者的临床分析［J］. 武汉大学学报：医学版，2013，34（3）：464-466.

［3］戴新娟. 中医护理健康教育［M］. 长沙：湖南科学技术出版社，2003：427-433.

［4］陈秀芳，马会芳，仝淑坤. 消渴的辨证施护［J］. 河北中医，2013，35（9）：1403-1405.

［5］杨贻清. 糖尿病酮症酸中毒患者 25 例的抢救及护理［J］. 解放军护理杂志，2010，27（5A）：683-684.

附录

口服葡萄糖耐量试验（OGTT）方法[1]

一、准备工作

1. 试验前 3 天内每日碳水化合物摄入量不少于 150g。

2. 实验前空腹时间应为 8～14 小时，可饮水，不吸烟，不饮酒，不喝咖啡，可做日常活动。

3. 试验前停用避孕药物 1 周。其他影响糖耐量的药物如利尿剂、β-肾上腺素能受体阻滞剂、阿司匹林、烟酸、可乐定、苯妥英钠、苄噻嗪等应停用 3～4 天。服用糖皮质激素者不做糖耐量试验。

4. 已确诊糖尿病患者不做糖耐量试验。

二、试验过程

1. 试验应于晨 7—9 时开始，受试者空腹，于 5 分钟内服完溶于 250～300ml 水内的无水葡萄糖粉 75g。

2. 取空腹及服糖后 2 小时血标本。应从服糖第一口开始计时。采静脉血之后，置于 6mg/ml 的氟化钠抗凝管中，迅速搓动试管，最好立即离心分离血浆。标本置于 0～4℃。

3. 立即或尽早测定血糖（不应超过 3 小时）。

4. 试验过程中，受试者不进食，不喝茶，不喝咖啡或酒类，不吸烟，不做剧烈运动，也不应绝对卧床休息。

（缪 娟）

───────────── **·参考文献·** ─────────────

[1] 钱荣立. 糖尿病临床指南［M］. 北京：北京医科大学出版社，2000.